XUEYE JINGHUA
LINCHUANG HULI SHIJIAN

血液净化
临床护理实践

◎江西省护理学会血液净化护理专业委员会　编著

江西科学技术出版社

图书在版编目（CIP）数据

血液净化临床护理实践 / 江西省护理学会血液净化护理专业委员会编著. -- 南昌：江西科学技术出版社，2019.9（2023.7重印）

ISBN 978-7-5390-7000-1

Ⅰ.①血… Ⅱ.①江… Ⅲ.①血液透析 – 护理 Ⅳ.①R473.6

中国版本图书馆CIP数据核字（2019）第203246号

国际互联网（Internet）地址：

http://www.jxkjcbs.com
选题序号：**ZK2019201**
图书代码：**B19230-102**

血液净化临床护理实践	江西省护理学会血液净化护理专业委员会	主编

出版 发行	江西科学技术出版社
社址	南昌市蓼洲街2号附1号
	邮编：330009　电话：（0791）86623491　86639342（传真）
印刷	永清县晔盛亚胶印有限公司
经销	各地新华书店
开本	787 mm × 1092 mm　1/16
印张	13.5
版次	2019年9月第1版　2023年7月第2次印刷
书号	ISBN 978-7-5390-7000-1
定价	68.00元

赣版权登字-03-2019-309

版权所有　侵权必究

（赣科版图书凡属印装错误，可向承印厂调换）

《血液净化临床护理实践》

编写委员会

主　编　甘晓英　殷慧敏

副主编　程　静　肖清英　罗小娟

编　者　（以姓氏笔画为序）

　　　　王　敏　叶君红　甘月红　周振萍

　　　　宗晓玉　郑　莹　唐冬茹　陈秀君

　　　　熊　波　熊光瑞

内容提要

终末期肾脏病（End Stage Renal Disease，ESRD）是慢性肾脏疾病发展的第五期，是一种不可逆的慢性渐进性疾病，严重威胁着患者的生命。调查显示，我国终末期肾脏病的患病率已超过300人/百万人口，预计到2020年，将达到1200人/百万人口。血液透析是终末期肾脏病患者最重要的肾脏替代治疗方式，根据中国研究数据服务平台权威发布：截至2017年底，我国血液透析患者已高达51万人，且以每年12%～15%的速率增长。透析治疗进入了快速发展的快车道，各地血液净化中心（室）数量及机器不断增加，人员需求相对不足。

作为血液净化中心（室）的护士必须了解熟悉肾脏病相关知识、血液净化原理、各项操作规程、血管通路及抗凝护理知识、患者健康教育、感染防控、常见机器故障及处理等多方面的知识，以便更好地保障患者护理安全、保证透析质量，从而提高患者的生存率。

《血液净化临床护理实践》从实际工作出发，结合临床护理岗位需求，从理论到实践，以血液净化护士工作过程中所运用的知识为主线，详细介绍临床护士应掌握的理论知识、基本技能及每个工作环节、步骤及其具体的操作标准和操作程序，力求作为血液净化护士在职继续教育和专科护士培养的工具书。该书分为十三个章节，主要内容涉及肾脏病相关知识、血管通路维护、血液透析操作、抗凝护理、急性并发症防治、院内感染防控、血液净化护理质量控制、患者健康教育、常见机器故障及处理等多方面知识，充分体现护理专业的特色，渗透人文关怀精神，注重培养血液净化护理从业人员的综合素质和创新能力，并为临床实践打下良好的基础。

本书的各位编委均是长期从事血液净化护理管理及临床一线的护理骨干，内容以突出临床实用性、先进性、科学性为主，尽可能传授多年积累的临床实践经验，达到可复制的目的。《血液净化临床护理实践》是关于血液净化护理的专业书籍。

前 言

随着血液净化不断进步、完善及发展，其已成为广泛应用于肾衰竭患者的重要临床治疗手段，不仅提高了患者的生存质量，并且为患者接受肾移植术创造了更好的条件；同时在危重症的抢救中，为多脏器衰竭患者提供了宝贵的抢救时间，挽救了众多患者的生命。血液净化技术逐渐向多学科发展，特别是应用CRRT等肾替代疗法抢救多脏器衰竭，以及应用MARS抢救肝衰竭，引起越来越多学科专家的高度重视，成为各学科间联合治疗的重要手段。

在飞速发展的血液净化技术大背景下，血液净化护理的专业性更加突出，专科护理技术亟待提高，护理理论亟待完善。积极适应透析医学发展的需要，更加科学地运用先进的护理理论来指导护理工作实践，积累经验，提高护士素质和透析护理技术势在必行。从思想上改变"血液净化技术是熟练工种"的传统观念，拓宽血液净化科护士的知识面，牢固地掌握理论知识并灵活运用于实际工作之中，在护理工作中做到知其然又知其所以然；同时，将在实践中取得的经验教训总结提高，完善护理理论是透析护士的重要使命。努力做好护理实际工作和提高护理水平，致力于护理事业的发展，是笔者长此以往的追求，也是编写本书的初衷。通过本书把编委们多年从事血液透析工作的实践经验与大家分享，为护理事业的发展尽自己微薄之力。相信伴随着血液净化事业的发展和我们前赴后继的努力，血液净化护理工作一定会更加完善、规范，并能得到长足发展，一定会拥有更加辉煌的明天。

　　本着以适应临床应用为目的，以国家《血液净化标准操作规程》为蓝本，以护理实践为主线，对血液净化相关基础知识进行了整理。为了提高血液净化护理与技术水平，特邀请江西省护理学会血液净化护理专业委员会全体委员共同撰写。在编写过程中，得到全省血液净化从业医护同仁的大力协助与指导，在此，对他们及曾经给予帮助的全体编者表示衷心的感谢！欢迎广大读者对本书存在的不足之处批评指正。

编　者

2019年7月31日

目　录

第一章　肾脏相关基础知识

　　肾脏是人体在新陈代谢的过程中，维护机体内环境相对稳定、保证生命活动正常进行的最重要的器官。人体将代谢产物、过剩物质及对机体有害无用的物质通过血液循环运输至肾脏等器官排出体外。因此肾脏的分泌排泄是机体清除身体内代谢废物的一条重要的排泄途径。

第一节　肾脏的解剖与组织学结构

一、肾脏位置与形态

　　肾脏是实质性器官。一个肾脏大约有100万个肾单位，肾单位是组成肾脏最基本的功能结构，由肾小体和肾小管构成。肾单位分为两种：皮质肾单位（占80%～90%）和近髓肾单位（占10%～20%）。

　　1.位置：位于腹膜后脊柱两侧第11胸椎至第2腰椎间，左右各一，右侧肾略低于左侧肾，是腹膜外器官。

　　2.形状：形似蚕豆，上端宽而薄，下端窄而厚，呈红褐色。

　　3.大小：约长10cm，宽5cm，厚4cm。

　　4.重量：120～150g（女性略小于同龄男性）。

5.肾门：肾内缘中间凹部是肾血管、淋巴管、神经、输尿管出入的部位。

6.肾蒂：出入肾门的结构总称，排列由前向后依次为肾静脉、肾动脉、输尿管；从上向下为肾动脉、肾静脉、输尿管。

7.肾被膜：分3层纤维膜、脂肪囊、筋膜。

8.肾窦：为肾门内较大的腔。

二、肾脏内部结构

1.肾实质：由肾皮质、肾髓质构成。

2.肾皮质：由肾小体构成，占肾实质1/3。

3.肾髓质：由肾小管构成，占肾实质2/3。

4.肾锥体：由放射状的组织结构向内集合组成，为15～20个。2～3个肾锥体组成一个肾乳头，乳头顶端的小孔是尿液进入肾小盏的通道。

5.肾盂肾窦：内有7～8个肾小盏，2～3个肾小盏合成肾大盏，2～3个肾大盏形成肾盂，肾乳头排出的尿液经过肾小盏，进入肾盂。肾盂出肾门后形成下行输尿管，开口于膀胱。

第二节　肾脏血流量的调节

正常人在安静时肾血液流量为1200 ml/min，是心排血量的20%～25%。血浆约占全血容量的55%，故肾血浆流量为660ml/min。流经肾皮质的血量约为肾血流量的94%。肾髓质的血管阻力大、流速慢，流经髓质的血量少。肾脏的血流量大，有利于完成其生成尿液的功能。肾脏的血液分布：8%在肾组织维持营养代谢需要，92%在肾小球提供原尿生成。肾脏血流量是尿液生成的前提。肾脏血流量的调节包括肾血液的自身调节、神经和体液调节。

1.自身调节：是指肾脏血流量不依赖于神经和体液因素的作用，而在一定的血压变动范围内保持相对恒定的现象。

2.神经和体液调节：肾脏血流量的神经和体液调节使肾脏血流量与全身的血

液循环调节相配合。支配肾脏血管的神经主要是交感神经，肾脏交感神经活动加强时，引起肾脏血管收缩，肾脏血流量减少。调节肾脏血流量的体液因素较多，主要有肾上腺素、血管升压素和血管紧张素等，可引起肾脏血管收缩，肾脏血流量减少；而血管内皮细胞可释放一氧化氮和前列腺素使肾脏血管舒张。

第三节　肾脏的生理功能

一、排泄体内代谢产物和进入体内的有害物质

人体每时每刻都在新陈代谢，在这个过程中必然会产生一些人体不需要甚至是有害的废物，其中一小部分由胃肠道排泄外，绝大部分由肾脏排出体外，从而维持人体的正常生理活动。如果肾脏病变，这些对人体有害物质的排泄受到影响，废物在体内积聚，就会引起各种病症。我们把肾脏的这种保留营养物质，排出毒素的作用形象地称作"血筛子"。

二、通过尿的生成，维持水的平衡

这是肾脏的主要功能，当血液流过肾小球时，由于压力关系，就滤出一种和血浆一样但不含蛋白质的液体，叫原尿。原尿通过肾小管时又将其中绝大部分水、全部的糖和一部分盐重新吸收，送回血液，大部分氮不再吸回。剩下的含有残余物质的浓缩液体就是尿，约占原尿的1%。正常人一日尿量为1000~2000ml，一般呈淡黄色，比重为1.003 ~ 1.030。比重过高、过低或固定不变，尿量过多过少均有肾功能不全的可能，每天尿量少于400ml为少尿，每天尿量少于100ml为无尿，每天尿量超过2500ml为多尿，白天尿量为夜间尿量的2倍。

三、维持体内电解质和酸碱平衡

肾脏对体内的各种离子（电解质）具有调节作用。如钠离子（Na^+）的调节特点是多吃多排、少吃少排、不吃不排；对钾离子（K^+）是多吃多排、少吃少排、不吃照排；对氯离子（Cl^-）是：伴随Na^+的吸收排泄，H^+、氨（N^{3+}）的分

泌过程来完成。另外肾还调节磷（P^{3+}）钙（Ca^{2+}）、镁（Mg^{2+}）等离子的平衡。这些电解质平衡对体液的渗透压稳定很重要。另外，肾脏对体内酸碱平衡也起调节作用，肾脏能把代谢过程中产生的酸性物质通过尿液排出体外，并能控制酸性和碱性物质排出的比例，当任何一种物质在血液中增多时，肾脏就会把增多的部分排出去。同时肾脏还能制造氨和马尿酸，以保持和调节酸碱平衡。很多肾脏病患者出现酸中毒，就是因为肾脏失去了维持体内酸碱平衡的功能而产生的。我们不妨把肾脏调节体内水分，保持内环境（电解质、渗透压、酸碱度）稳定的功能称作"调节器"或"稳压器"。

四、调节血压

由肾脏分泌的肾素可使血压升高，当限制钠摄入或钠缺乏时，血浆容量减少和肾脏血液灌注压力降低时，以及直立体位时，肾素从细胞中分泌出来，即具有活性，可使血浆中的血管紧张素原脱肽而成为血管紧张素 I，再经转化酶的作用而成为血管紧张素 II，通过血管紧张素 II 和醛固酮的作用，使血压升高。同时肾脏分泌的前列腺素又具有使血压下降的功能，前列腺素主要是通过增加肾皮质血流量，促进利尿排钠，减少外周血管的阻力，扩张血管而达到降血压的作用。

五、促进红细胞生成

肾脏可分泌促红细胞生成素，作用于骨髓造血系统，促进原始红细胞的分化和成熟，促进骨髓对铁的摄取利用，加速血红蛋白、红细胞生成，促进骨髓网织红细胞释放到血液中。贫血的程度与肾衰竭程度成正比，其血液、尿液中的促红细胞生成素均降低，而用外源性促红细胞生成素，可以纠正肾性贫血。

六、促进维生素D的活化

维生素D在体内必须经肾脏转变为25-二羟维生素D_3才能发挥其生理作用。肾的皮质细胞含有1位羟化酶，维生素D先在肝25位羟化酶的作用下，转化为25-羟维生素D，最后在肾1位羟化酶作用下，转化为1.25-二羟维生素D_3，即活化的维生素D_3。它能促进胃肠道钙磷吸收；可促使骨钙转移、促进骨骼生长及软骨钙化；促进肾小管对磷的重吸收，使尿磷排出减少；可抑制甲状旁腺素（PTH）的分泌。此外，肾脏对促胃液素、胰岛素都有影响。

第四节　肾衰竭

肾脏是人体清除代谢产物，维持体液平衡，保持机体内环境稳定，以及合成与分泌激素的重要器官，在维持机体生命活动中起重要作用。由于肾组织细胞的代偿能力强，常使肾脏病发病隐匿，当肾单位被破坏75%时，患者大多无明显自觉症状。肾脏损害分为急性与慢性两种。

1.急性肾损害：各种机体的急性损伤使肾脏受累，造成数日内肾功能的急剧损害和丧失，引起患者发生一系列严重临床症状的状态称为急性肾功能不全。发生急性肾损害的原因:严重感染、中毒、创伤、意外突发事件造成机体严重伤害，发生循环血量不足、体内酸碱平衡失调、多脏器损伤等各种机体的严重状况均会使肾脏受损，发生急性肾损害。急性肾损害往往经过及时救治，肾功能有可逆性的恢复。

2.慢性肾损害：数月乃至数年的各种慢性肾脏病变，造成肾功能的持续受损，使肾组织的代偿能力逐渐丧失，引起患者产生一系列临床症状的这种状态称为慢性肾功能不全。肾脏长期的器质性病变所造成的功能丧失，即使经过治疗仍是不可恢复的，这些是造成血液透析患者逐年增加的主要原因。

慢性肾脏病（chronic kidney disease，cKD）指各种原因引起的慢性肾脏结构和功能异常（肾脏损伤长于3个月），伴或不伴肾小球滤过率（GFR）下降，表现为肾脏病理学检查异常或肾脏损伤（血液、尿液成分异常或影像学检查异常）；或不明原因的GF下降[<60ml（min·1.73m^2）]超过3个月。慢性肾衰竭（chronic renal failure，CRF），简称慢性肾衰，指各种原发性或继发性慢性肾脏病进行性进展引起GF下降和肾功能损害，出现以代谢产物潴留、水、电解质和酸碱平衡紊乱为主要表现的临床综合征。

美国肾脏病基金会（National Kidney Foundation，NKF）制定的肾脏病预后生存质量指导（Kidney// Disease Outcomes Quality Initiative，K/DOQn）将慢性肾脏病

分为5期。我国将慢性肾衰竭根据肾功能损害程度分4期:肾功能代偿期、肾功能失代偿期、肾衰竭期和尿毒症期（分别相当于K/DOQI的第2、3、4、5期）。

慢性肾脏病的分期和治疗计划（NKF-K/DOQI，2002年）

分期	特征	GFRI ml/（min1.73m^2）	治疗计划
I	肾损害，GFR正常或稍高	≥90	诊断和治疗；治疗并发症；延缓进展；减少心血管患病危险因素
II	肾损害，CFR轻度降低	60~89	评估、减慢疾病进展
III	GFR中度降低	30~59	评估、治疗并发症
IV	GFR重度降低	15~29	准备肾脏替代治疗
V	肾衰竭	<15（或透析）	肾脏替代治疗

中国慢性肾衰竭分期

分期	肌酐清除率 ml /min	血肌酐 mol/L	血肌酐 mg/dl	临床症状
肾功能代偿期	50~80	133~177	1.5~2.0	无症状
肾功能失代偿期	25~50	186~442	2.1~5.0	轻度贫血、乏力和夜尿增多
肾衰竭期	10~25	451~707	5.1~7.9	贫血、消化道症状明显，夜尿增多，可有轻度水电解质、酸碱平衡紊乱
尿毒症期	<10	≥707	≥8.0	各种尿毒症症状：明显贫血，恶心，呕吐，水、电解质、酸碱平衡紊乱，神经系统症状

（周振萍　陈　静　殷慧敏）

第二章　血液净化的基本原理

　　将患者的血液引出体外并通过一种净化装置去除其中某些致病物质（毒素），达到净化血液、治疗疾病的目的，这个过程即为血液净化。其目的是清除血液中的有害物质。现代血液净化疗法主要包括：血液透析（hemodialysis，HD）、血液滤过（hemofiltration，HF）、血液透析滤过（hemodiafiltration，HDF）、血液灌流（hemoperfusion，HP）、血浆置换（pasmexchange，PE）、免疫吸附（immunoabsorption，IA）、连续性血液净化（CRRT）、分子再吸附（MARS）等。不同的净化模式其对溶质清除的原理不同，主要有：弥散（diffusion）、对流（convection）、吸附（adsorption）和渗透（osmosis）。不同物质被清除的方式也不同，小分子物质弥散效果好，中分子物质则以对流及吸附效果好。临床上应根据不同的临床需要，甚至在病情的不同阶段，选择恰当的治疗模式。

第一节　血液透析的原理

　　血液透析（hemodialysis，HD）是一种溶质通过半透膜与另一种溶质进行交换的过程。所谓半透膜是一张布满许多小孔的薄膜，因膜的孔隙大小控制在一定范围内，使得膜两侧溶液中的水分子和小分子的溶质可通过膜孔进行交换，但大分子溶质（如蛋白质）则不能通过，根据Gibbs-Donnan膜平衡原理，半透膜两侧液体各自所含溶质浓度的梯度差及其他溶质所形成的不同渗透浓度可使溶质从浓度高的一侧通过半透膜向浓度低的一侧移动（弥散作用），而水分子则从渗透浓度低的一侧向浓度高的一侧渗透（渗透作用），最终达到动态平衡。当血液引入透析器时，其代谢产物如尿素、肌酐、胍类、小分子物质、过多的电解质可通过透析膜弥散到透析液中，而透析液中的碳酸氢根、电解质等机体所需要物质被补充到血液中，从而达到清除体内代谢废物及纠正水、电解质紊乱和酸碱失衡的目的。

（一）弥散

任何溶质总是从浓度高的部位向浓度低的部位流动，这种依靠浓度梯度差进行的转运被称为弥散。这是清除溶质的主要机制。影响弥散清除的因素包括溶质的浓度梯度、溶质相对的分子质量、透析膜的物理特性、透析时血液和透析液流速等。

1.溶质的浓度梯度：弥散是分子的随机运动。分子不停地撞击透析膜，撞击的频率与分子的浓度有关，当分子撞击到膜上有足够的膜孔时，该分子便从膜的一侧流向另一侧。例如，某一溶质在血液中的浓度为100mmol/L，而透析液中的浓度仅1.0mmol/L，则血液中溶质撞击膜的频率显然高于透析液中该溶质撞击膜的频率，于是此溶质便从血液中弥散至透析液中，浓度梯度差距大，跨膜运转的量也越大。

2.溶质的分子量：溶质运动速度与其分子量和体积大小成反比、分子量越大，运动速度越慢。因此，小分子量溶质运动速度快、撞击膜的次数大于大分子溶质，跨膜弥散的速率也高。分子量越大的溶质运度速度慢，与膜撞击的机会少，即使与膜孔大小相宜，该溶质也很难或完全不能通过半透膜。

3.膜的阻力：透析膜的面积、厚度、结构、孔径大小和电荷等决定膜的阻力。膜两侧滞留液体层降低两侧有效浓度梯度，影响溶质的弥散。这种液体层厚度受透析液和血液流速的影响，也受透析器设计的影响。

4.透析液和血流速度：增加血液和透析液的流速可最大限度地保持溶质浓度梯度差，降低滞留液体层厚度，减少膜的阻力。一般情况下，当透析液的流速为血液流速的两倍时，最有利于溶质的清除。血液透析时血流与透析液逆向流动、这样浓度梯度最大；若血液与透析液同向流动，其清除率减少10%。

（二）对流与超滤

超滤是指水的对流，以及溶质随着水对流在静水压和渗透压作用下产生的移动，液体在压力梯度作用下通过半透膜的运动称为超滤。超滤是血液透析清除体内过多水分的主要途径。影响超滤的清除效率因素有：

1.跨膜压（TMP）：即膜两侧的压力差，包括透析器内血液侧的正压和透析液侧的负压之和。透析器血液侧的压力为正压，50～100mmHg，如血液量很大或血流有阻塞时，压力可高达250mmHg；透析液侧压力常为负压。跨膜压≥500mmHg时可出现破膜。

2.渗透压：渗透压是由透析膜两侧溶液中溶质的颗粒数多少决定，水分向溶质颗粒多的一侧流动，同时牵带溶质跨膜移动。随水分移动后膜两侧的溶质浓度相等时，渗透超滤也停止。因此渗透超滤的作用通常是暂时性，相对于液体的压力，其对超滤的影响很小。

3.膜的特性：膜的性质、温度、湿度、消毒可使膜孔皱缩。

4.血液成分：血浆蛋白浓度、血细胞比容及血液黏滞度。

5.液体动力学：膜表面的切变力或速度梯度。

6.温度：血液透析或血液滤过时的温度（在临床允许范围内）与超滤率呈直线关系。

（三）吸附

吸附是指溶质通过正负电荷的相互作用或范德华力与膜表面的新水基团结合。由于材料的分子化学结构和极化作用，许多材料表面带有不同基团，在正负电性的作用下或在分子间力的作用下，许多物质可以被材料表面所吸附。同时血中某些异常升高的蛋白质、毒物、药物等被选择性吸附到透析膜表面，从而被从血液中清除。吸附作用与溶质和膜间的亲和力以及膜吸附能力，亲水性有关。膜吸附蛋白质后使弥散清除率下降，而且影响膜的通透性和复用。

第二节　血液滤过及透析滤过的原理

（一）血液滤过的基本概念

血液滤过（hemofiltration，HF）是模仿正常人肾小球滤过和肾小管重吸收原理，以对流方式清除尿毒症毒素和过多的水分。在血液滤过时，血浆、水和溶质的转运与人体肾小球滤过相似，当血液引入滤过器循环时，在滤过器膜内形成正压，而膜外又被施加一定的负压，由此形成了跨膜压（TMP），使水分依赖跨膜压而被超滤。当水通过膜大量移动时，会拖拉水中的溶质同时移动，这种伴有水流动的溶质转运（"溶质性拖曳"现象）被称为对流，凡小于滤过膜截留分子量（通常为4万~5万）的溶质均可随水分的超滤以对流的方式被清除，血液滤过同时模拟肾小管的重吸收过程将新鲜的含正常电解质成分和浓度的置换液输入体内，以纠正患者水、电解质、酸碱失衡。

（二）影响血液滤过效果的因素

血液滤过时清除溶质的有效性取决于血流量、跨膜压、滤过器面积、滤过膜筛选系数、超滤率和每次治疗时的置换液总量、患者的血细胞压积、血浆白蛋白等多种因素。

1.血流量的大小与滤过率成正比，在相同跨膜压的情况下，血流量越大，超滤率越高，但血流量常受患者的血管通路与心血管状态的限制。在血液滤过时血流量低于250ml/min将影响清除率，需增加治疗时间。

2.跨膜压在一定范围内（400~500mmHg）与滤过率呈直线正相关，若超过500mmHg易出现破膜。滤过主要受血流量、膜的几何形状和血浆蛋白浓度的影响。

3.不同滤过膜制作的滤过器其滤过率也不尽相同，主要取决于膜的厚度、几何结构及其滤过系数与有效面积。

4.当血浆蛋白浓度和血细胞比容降低时，血液阻力降低，不易在滤过膜上形成蛋白覆盖层，故而滤过率增加。但过低浓度的血浆蛋白其胶体渗透压亦低，从而影响细胞外间隙的水分向毛细血管内的转移。

5.血液滤过清除溶质的原理与血液透析不同，血液透析时小分子物质（如肌酐、尿毒氮）的清除依靠半透膜扩散的量取决于浓度梯度及物质转运面积系数。因此，血液透析比血液滤过有更高的小分子物质清除率，而血液滤过对中分子物质清除率高于血液透析。

（三）血液透析滤过（hemodiafiltration，HDF）

血液透析滤过是血液透析和血液滤过的结合，兼具有两者的优点。理论上，在单位时间内比单独的血液透析或血液滤过清除更多的中小分子物质。

第三节 血液灌流的基本原理

血液灌流（hemoperfusion，HP）是把患者的血液引出体外，让溶解于血中的毒性物质被吸附到灌流器中的树脂或活性炭上，从而除去血液中内源性和外源性毒物，达到清除血液中有毒物质的效果，为临床抢救药物、毒物中毒开辟了新的途径。最常用的吸附材料是活性炭和树脂。

1.活性炭：是一种广谱吸附剂，能吸附多种化合物，对肌酐、尿酸和巴比妥类药物具有良好的吸附性能。具有吸附速度快，吸附容量高的特点。但活性炭与血液直接接触会引起红细胞、白细胞和血小板的破坏，同时易脱落炭微粒引起微血管血栓的危险，故其临床应用受到了限制。20世纪70年代初，张明瑞率先用白蛋白火棉胶包裹活性炭制成的微胶囊做HP，防止了炭微粒的脱落，而包裹后的活性炭吸附性能并无明显改变，此后才使活性炭血液灌流在临床上广泛应用。

2.树脂：树脂是具有网状立体结构的高分子聚合物。临床上应用较多的是吸附树脂。吸附树脂分为极性吸附树脂和非极性吸附树脂。非极性吸附树脂易于吸附脂溶性物质，而极性吸附树脂容易吸附极性大且溶于水的物质。根据需要，通过改善合成技术条件，制备出不同孔径尺寸和不同表面积的吸附树脂。

第四节 血浆置换的基本原理

血浆置换（plasma exchange，，PE）是一种用来清除血液中大分子物质的血液净化疗法。其基本原理是通过血浆分离装置，利用体外循环的方法将血浆分离并滤出，去除致病血浆或选择性地去除血浆中的某些致病因子，然后将细胞成分、净化后血浆及所需补充的置换液输回体内。血浆置换包括单重血浆置换、双重血浆置换。单重血浆置换是通过血浆分离器分离并丢弃体内含有高浓度致病因子的血浆，同时补充同等体积的新鲜冰冻血浆或新鲜冰冻血浆加少量白蛋白溶液。双重血浆置换是使经血浆分离器分离出来的血浆再通过膜孔径更小的血浆滤过器，将患者血浆中分子量大于白蛋白的致病因子除去，如免疫球蛋白、免疫复合物、脂蛋白等。将含有大量白蛋白的血浆加上补充液（白蛋白或电解质溶液）输回人体的治疗方法。

第五节 免疫吸附的基本原理

免疫吸附（immunoabsorption，IA）是将具有高度特异性的抗原、抗体或特定物理化学亲和力的物质（配基）与吸附材料（载体）结合，制成吸附柱，采用体外循环技术，选择性或特异性吸附体内相应的致病因子和毒性物质的技术方法。该技术能够在极短的时间内使免疫性、排斥性疾病度过病情危重期和免疫风暴期，达到缓解和治疗疾病的目的。

1.生物亲和型吸附剂的原理：利用抗原、抗体的生物化学反应理论，将抗原和抗体固定在特定的载体上制成吸附柱，当血浆流经吸附柱时，血浆中的抗原或抗体可被吸附柱吸附或清除。

2.物理化学亲和型吸附的原理：通过吸附剂携带的电荷和孔隙，非特异性地吸附电荷和分子大小与之相对应的物质。

第六节 连续性肾脏替代疗法的基本原理

连续性肾脏替代疗法（CRRT）是采用每日连续24小时或接近24小时的一种连续性血液净化疗法，以替代受损的肾脏功能，为一组血液净化方法的总称。其主要特点是采用低阻力、高效能滤过器，以缓慢和连续（较长时间）清除溶质和水分。缓慢清除溶质有利于维持电解质和渗透压等内环境的平衡；缓慢脱水有利于血流动力学的稳定。连续清除溶质和水则可达到较大的总清除量，以满足临床治疗的需要。

第七节 分子吸附再循环的基本原理

分子吸附再循环系统（MARS）是一种基于白蛋白透析技术的新型非生物型人工肝系统。由白蛋白再循环系统、活性炭、树脂和透析系统组成，能清除脂溶性、水溶性及白蛋白结合的大、中、小分子量的毒素，同时对水、电解质和酸碱失衡有较好的调节作用。MARS主要用于改善重型肝炎肝性脑病的脑功能，改善血流动力学及肝的合成功能，对于肝肾综合征有较好的治疗效果。

（熊 波 陈秀君 陈 静）

第三章 血液净化室（中心）的布局及人员要求

第一节 血液净化室（中心）的布局

血液净化室（中心）的布局应当遵循环境卫生学和感染控制的原则，做到布局合理、分区明确、标识清楚、符合功能流程，达到清洁区域、污染区域及其通道必须分开的基本要求。必须具备的功能区包括：

清洁区：医务人员办公区和辅助功能区（水处理间、集中配液间、库房、办公室等），这个区域一般没有患者及家属出入，不进行医疗护理操作。

半清洁区：治疗准备室、病人准备区（包括更衣区、候诊区）。

污染区：透析治疗区、污洗间、候诊室、垃圾通道及垃圾处理区等。

通道：工作人员通道、患者通道、污物通道、货物通道。

有条件还应设置专用手术室、更衣室、接诊室、独立卫生间等。

（一）候诊室

患者候诊室大小可根据透析室（中心）的实际患者数量决定，以不拥挤，舒适为度。

（二）更衣室

工作人员在此更换工作服和工作鞋后方可进入透析治疗室。

（三）接诊区

接诊区为患者称体重，由医务人员为患者分配透析单元、测血压和脉搏、确定当次透析的治疗方案及开具药品处方、化验单等的场所。

（四）透析治疗室

1.应达到《医院消毒卫生标准》（GBI15982-1995）中规定的III类环境，光线充足，通风良好，温度适宜、保持空气新鲜。地面应使用防酸材料并设置地漏。

2.应配备供氧装置，中心负压接口或配备可移动负压抽吸装置。一台透析机与一张床（或椅）称为一个透析单元，实际占地面积不小于3.2㎡。透析单元间距按床间距计算不能小于1m（是飞沫隔离有效措施），每个透析单元应当有电源插座组、反渗水供给接口、废液排水接口。

3.应当具备双路电力供应。如果没有双路电力供应，则停电时血液透析机应具备相应的安全装置，使体外循环的血液回输至患者体内。

4.配备操作用的治疗车（内含血液透析操作必备物品），抢救车（内含必备抢救物品及药品）及基本抢救设备（心电监护仪、除颤仪、简易呼吸器，可移动吸引器）。

5.透析治疗室内设护士站，便于护士对患者实施观察和护理操作，每个护士站设洗手池，配备洗手设施。

（五）透析准备室（治疗室）

1.治疗室应达到《医院消毒卫生标准》（GB15982-1995）中规定的III类环境的要求。

2.配制透析中需要使用的药品，如促红细胞生成素、肝素盐水、鱼精蛋白、抗生素等。

3.储存备用的消毒物品，如缝合包、静脉切开包、无菌纱布等。

4.可用于存放拆了包装的透析器、管路、穿刺针等耗材。

（六）专用手术室

是否设置专用手术室可根据医院实际情况决定。

1.手术室管理常规同医院手术室。

2.达到医院手术室常规要求，可进行自体动静脉内瘘成形术和血管介入术。

3.如达不到医院手术室常规要求，仅能进行中心静脉导管置管、拔管、换药和拆线等操作。

（七）水处理间

1.水处理间面积应为水处理装置占地面积的1.5倍以上，地面承重应符合设备要求，地面应进行防水处理并设置地漏。

2.水处理间应维持合适的室温，并有良好的隔音和通风条件。水处理设备应避免日光直射，血液净化室（中心）源头供水应为符合饮用水标准的双路自来水，供电应为双回路电力供应。

3.水处理设备的自来水供给量应满足要求，入口处安装压力表，供水压力应符合设备要求，透析机供水管路和排水系统应选用无毒材料制成，保证管路通畅不逆流，同时避免卫生死角滋生细菌，血液净化室（中心）应尽量配置废弃透析液专用下水管。

（八）库房

透析器、管路、穿刺针等耗材应该在库房存放，库房应符合《医院消毒卫生标准》（CB15982－1995）中规定的Ⅲ类环境。

（九）污物处理室

污物处理室用来暂时存放生活垃圾和医疗废弃品，垃圾需分开存放，按相关部门要求分别处理。

（十）医务人员办公及生活用房

可根据实际情况设置，如办公室、用餐室、卫生间、值班室等。

第二节　血液净化室（中心）人员资格

血液净化室（中心）必须具备具有资质的医生、护士。科室工作人员应通过专业培训，并达到从事血液净化室（中心）的日常医疗工作要求。

（一）医生

1.血液净化室（中心）应由肾脏病专业的主治医生及以上的人员负责，具有血液净化从业资质的医师从事血液净化室（中心）的日常医疗工作。

2.长期血管通路的建立手术必须由二级及以上医院、具有相应资质的医生进行。

（二）护士

1.血液净化室（中心）应当配备具有血液净化从业资质的护士长（或护士组长）和护士。护士配备应根据透析机和患者的数量等合理安排，每个护士最多同时负责5~6台透析机的操作及观察。

2.护士应严格执行操作规程，执行透析医嘱，熟练掌握血液透析机及各种血液透析通路的护理、操作；透析中定期巡视患者，观察机器运转情况，做好透析记录。

（三）工程技术人员

1.20台（含）以上透析机的血液净化室（中心）应至少配备专职工程技术人员1名。20台以下透析机的中心，可由所在单位工程技术人员兼职。

2.工程技术人员需要具有中专以上学历。

3.工程技术人员应具备机械和电子学知识及一定的医疗知识，熟悉血液净化室（中心）主要设备的性能、结构、工作原理和维修技术，并负责其日常维护，保证设备正常运转；负责执行透析用水和透析液的质量监测，确保其符合相关质量的要求；负责所有设备运行情况的登记等。

（宗晓玉 陈 静 殷慧敏）

第四章 血液透析设备与维护

第一节 水处理系统

水处理系统是血液透析不可分割的重要组成部分，血液透析用水的好坏直接关系着患者的健康和安全，尤其是近年来高通量透析器和血液滤过的普遍应用大大增加了感染概率，因此对血液透析用水的要求必须严格控制，目前绝大多数透析中心均使用进口水处理系统。

一、水处理系统的组成及维护

水处理系统主要有预处理系统、反渗透系统和输送系统组成。

（一）预处理系统

为延长渗透膜的使用寿命，水在入膜之前先经过一系列的预处理。主要包括增压、机械滤过、活性炭滤过、软化等。

1.加压泵

功能：保持水处理系统的供水压力稳定，水泵前后必须带有压力表和控压调节阀。

维护：每天检查水泵前后水压并记录，确认水泵和调节阀工作正常和接口无漏水。

2.前级过滤器（10μm）

功能：去除供水中10μm以上的颗粒。

维护：每天监测滤芯前后压力差，每两个月更换滤芯。

3.砂滤器

功能：以天然石英砂、锰砂和无烟煤作为滤料，去除水中悬浮物及中大微粒子（25μm以上）使水澄清；锰砂可以去除水中的铁离子。

维护：每天检查滤器前后水压并记录，确认前后压力下降正常和无漏水；每天确定自动控制头设定情况（自动反冲，把沉积污垢反方向冲走），一般每年更换一次。

4.活性炭过滤器

功能：利用活性炭吸附水中的可溶性有机物、余氯和氯胺、致热源、色素等。

维护：每天治疗前（水处理运行15~20min后）检查滤器后的总氯浓度，应在水离开"第一个碳罐"后进入第二个碳罐前采样，如果异常，必须在第二个碳罐后采样，如正常，每小时持续监测直到更换第一个碳罐。如仍然异常，必须终止透析，每天确定自动控制头设定情况（自动反冲），一般每年更换一次。

5.软水器

功能：利用负电荷离子交换树脂清除水中的硬水离子，硬水软化器主要祛除水中的钙和镁等离子，使水得以软化，保护渗透膜。

维护：每天结束透析前检测软水总硬度；每天确定自动控制头设定情况（自动再生）；保证足够的盐总量、肉眼可见固体盐；一般每1~2年更换一次

6.二级过滤器（5μm）

功能：去除供水中5~10μm的颗粒

维护：每天监测滤芯前后压力差，一般每月更换滤芯一次。

（二）反渗透装置

反渗透装置是水处理系统的核心部分，由反渗膜和加压泵组成，根据逆渗透原理设计而成，可分为单级反渗和双级反渗。

功能：反渗膜可以清除水中90%~98%的单价离子、95%~99%的二价离子，也可以清除90%~95%有机和无机污染物，因此可以高效去除各种有害分子、重

金属物质、细菌、内毒素及致热源。

监测：每天监测系统内部水压和流量、反渗水电导度、温度；根据厂家说明每半年消毒反渗膜；根据产水量及水质检测结果进行更换反渗膜，一般2～3年更换一次。

（三）透析用水输送系统

透析用水输送系统分为直供式和非直供式大循环反渗水输送系统。

一般设计要求：水管采用惰性管材，防止浸脱出金属和其他化学物质；足够的水流速，可以阻止细菌粘着和生长；单流向、无死腔、无多分支水管、经常保持水的流动等，减少生物膜生长；

维护：定期水质监测、定期消毒

二、水处理系统的日常维护

1.水处理设备要有国家食品药品监督局颁发的注册证、生产许可证等。

2.水处理间设有地漏，保持干燥通风，水、电分开。

3.每一台水处理机要建立独立的工作档案，包括出厂信息（技术信息和操作信息）、记录运行状态（反渗水产水量、水质电导度、各工作点的压力范围、冲洗、消毒、维护等）。

4.水处理设备的滤砂、活性炭、树脂、反渗膜等应按生产厂家要求或依据观察记录、水质监测结果进行处理更换或消毒。

5.每天认真检查水处理设备并做维护保养记录，保证安全供水。

三、透析用水的水质监控

1.电导度正常值＜10μs／cm，并每天观察记录。

2.纯水的pH维持在5～7正常范围，每天观察记录。

3.每天检测软水硬度，要求水硬度＜17.1mg/L

4.每天检测总氯，要求总氯＜0.1mg/L。

5.每月进行细菌培养1次，要求细菌数＜100CFU／ml，采样部位为反渗水输水管路的末端，取样前采样口至少冲洗1分钟。

6.每3个月检测内毒素1次，要求内毒素＜0.25EU／ml，采样口同上。

7.每年至少检测1次化学污染物的含量（参照YY 0572-2015透析用水标准）。

透析用水中有毒化学物和透析溶液电解质的最大允许量

污染物	最高允许浓度（mg/L）
铝	0.01
总氯	0.1
铜	0.1
氟化物	0.2
铅	0.005
硝酸盐（氮）	2
硫酸盐	100
锌	0.1
钙	2
镁	4
钾	8
钠	70

透析用水中微量元素的最大允许量

污染物	最高允许浓度（mg/L）
锑	0.006
砷	0.005
钡	0.1
铍	0.0004
镉	0.001
铬	0.014
汞	0.0002
硒	0.09
银	0.005
铊	0.002

第二节　血液透析机

血液透析机主要用于急、慢性肾功能衰竭病人的治疗，是集水、电、机械于一体的医疗设备。

一、透析机的基本结构

透析机主要有体外循环系统、透析液系统、监视控制系统三个部分。

血液循环回路（血路部分）：主要部件有血泵、肝素泵、压力监测器、空气监测及静脉血路夹。

血泵：通过挤压管路，驱动血液的流动，为血液回路提供稳定的血流量，一般采用蠕动泵。

肝素泵：持续注射肝素为体外血液循环提供抗凝保证，多采用注射泵。

压力监测器：同时监测动脉压、静脉压及跨膜压。

动脉压：血液由血管通路引出进入透析器前的血液管路中所测得的压力。低报警常见于血流量不足、动脉管路受压或扭曲、泵前管路有漏气、传感器堵塞等。高报警常见于静脉血路管扭曲、折叠、受压，动脉端穿刺针脱出，动脉端补液管夹子未关，动脉压力传感器帽打湿等。

静脉压：血液从透析器流出，回输至患者体内的血管通路中所测得的压力。高报警常见于静脉管路折叠、扭曲、静脉穿刺点血肿或静脉狭窄、静脉壶有凝血块；低报警常见于血流量过低、静脉管路断开或有裂缝、传感器漏气或保护罩堵塞。

跨膜压：血液侧与透析液侧压力差。高报警常见于透析器或管路凝血、透析管路折叠、受压或阻塞、有效血流量不足、超滤量过大、透析液管路打折；低报警常见于血流速过低等。

空气监测及静脉血路夹：防止气体沿静脉回流入患者体内的装置，通常采用超声波探测方式。但是静脉壶有凝血块时超声波探测会受到干扰，失去监测能力。空气报警常见于：静脉壶内有气泡、静脉壶液面过低、静脉壶与空气监测装置不紧及有空隙、血泵前管路有裂隙、动脉针脱出或针与管路脱离、动脉血流量差产生大量气泡。

透析液供给系统（水路部分）：加热、除气装置、配比装置、透析液旁路阀和隔离阀、超滤控制系统

加热：将水加热到人体正常的温度，然后与浓缩液配比，得到预先设定温度的最终透析液，一般在35~40℃之间，若<34℃或>40℃将发生低温或高温报警。

除气装置：若透析液中气体过多，气体可通过透析膜进入体内或附着于透析膜表面，减少有效交换面积。为增强除气效果，可先加热水，同时予以透析液负压，使气体膨胀易于分离。

配比装置：混合系统将经过加温的反渗水与浓缩液A液和B液按照设定的比例配制成标准透析液，以保证在温度、离子成分、电导率、渗透压、pH等方面均符合生理和治疗要求的透析液。

透析液旁路阀和隔离阀：将不合格的透析液直接导入透析器下游，不流入透析器，是重要的安全装置。在单纯超滤时，旁路阀将透析液直接导入透析器下游，使透析器中的弥散过程停止；当发生漏血报警、血泵停转的时候，隔离阀与旁路阀配合，可以完全截断透析器的透析液的进出，实现透析器隔离。

超滤控制系统：由透析机自动完成，操作者只需设定最终超滤的目标值和透析时间，机器通过调节透析液一侧的负压，即增加跨膜压除去患者体内多余的水分。

监护报警装置：监护报警装置是现代化透析机的重要功能，它的作用是保证患者在治疗过程中的安全，避免透析中并发症的发生。

透析液的监测：透析液电导度、温度。

血液的监测：血流量、动静脉压力、血液中气泡。

电导度：通过监测液体中离子的导电特性，反映透析液各种离子总浓度的变化，不能反映透析中的离子成分，但由于钠离子占绝大部分，因此电导度主要反映钠离子浓度。电导度报警常见于：浓缩液吸完、浓缩液成分错误、吸液管阻塞或漏气、供水压低、报警线设置过高或过低、机器故障。

漏血监测：用于监测透析器是否发生破膜，造成血液中的红细胞穿过破损的

膜进入透析液。其工作原理是通过光电管接收光信号，在规定的最大透析液流量（800或1000ml/min）时，0.32~0.5ml漏出血液/min（红细胞压积=25）检测装置出现报警。当透析液内有气体或者漏血探测器有污物时会出现假报警。

其他：漏血监测、跨膜压、超滤量及超滤率。

二、血液透析机的维护

1.血液透析机要有国家食品药品监督局颁发的注册证、生产许可证等。

2.血液净化室（中心）应为每台透析机建立独立的工作档案，内容包括透析机出厂信息（技术和操作信息）、使用和维修记录。

3.对于拥有15台以上的透析机构，应预留急诊专用机。

4.做到分区分机透析，乙肝、丙肝、梅毒抗体阳性者应专机使用。

5.血液透析机的日常维护和保养。

（1）严格执行血液透析机的操作流程。

（2）每次透析前要核准透析机的工作参数，检查消毒完成情况，结束后按照厂家说明选择消毒方法和消毒液进行内部消毒。

（3）每次结束后应对机器外部进行清洁消毒，特别对是手接触部位、透析液吸液杆、旁路的清洁。

（4）每周清洁机器防尘滤网，以利于机器内部空气流通与散热。

（5）每月进行酸洗一次。

（6）每月要对消毒剂的浓度和设备消毒剂的参与浓度进行检测。

（7）每半年要对血透机进行技术参数核对，该项工作应由机器的生产厂家或本单位专业技师来完成。

（8）做好日常运行记录，如有异常及时查看维修。

（9）每台机器要有明显标识，如运行正常、故障、应急设备等，机器超过48小时未使用应重新消毒。

（10）超纯水（高通）透析，需对机器安装微粒子过滤器，每季度更换一次或根据厂家要求更换。

三、CRRT机

CRRT指连续性肾脏替代治疗，又名CBP（连续性血液净化），是采用每天连续24小时或接近24小时的一种连续性血液净化疗法替代受损的肾脏功能的净化方式。目前血液净化疗法已不单纯用于治疗急、慢性肾衰竭患者，在急危重症患者的抢救治疗中也得到了广泛应用。

CRRT机主要由血泵、置换液/透析液泵、超滤泵、肝素泵、压力传感器（静脉压、动脉压、滤器前压、废液压）、安全空气夹子、安全空气检测器、漏血检测器、称重系统、加热器、显示屏、支架及基座构成。它的压力、空气、漏血等监测同于透析机，滤器前压力报警常见于滤器阻力增大，滤器凝血。

CRRT机使用的注意事项：

1.自检前检查机器板面、秤钩上无任何物品，以免影响机器平衡称的自检。

2.管路安装时保持各个夹子处于正确状态。

3.治疗中不能移动机器或触碰机器的平衡称，以免影响称的平衡。

4.碳酸氢钠与置换液（含钙离子）应该分开泵入。

5.脱水量必须根据患者液体出入量计算，特别是加入碳酸氢钠的用量。

第三节　透析液

透析液是一类含有多种离子和非离子物质、具有一定的渗透压、可以通过透析膜的溶液。它的基本成分与人体内环境成分相似，主要有钠、钾、钙、和镁四种阳离子，氯和碱基两种阴离子，部分透析液含有葡萄糖。透析液成分：钠：135～145mol/L；钾：0～4 mmol／L；钙：1.25～1.75 mmol／L；镁：0.5～0.75mol/L；氯：100～115 mmol／L；醋酸根：2～4mmoL；碳酸氢根：30～40 mmol／L；葡萄糖：0～5.5mmol／L：pH：7.1～7.3；二氧化碳分压：40～110mmHg。

一、透析液成分及作用

1.钠：钠是人体细胞外液的主要阳离子，透析液钠离子浓度决定了透析患者血清钠浓度及渗透压。低钠透析时透析液的钠含量低于血浆钠含量，血浆中钠向透析液转移，有口渴减轻、控制体重增加的优点，但是透析液钠浓度过低，细胞外液钠弥散清除后，使血浆晶体渗透压快速下降，导致细胞外液向细胞内转移，细胞水肿、细胞外液进一步减少，发生一系列神经肌肉及血流动力学不稳定，如低血压、肌肉痉挛、头痛、恶心、呕吐、乏力及眩晕等并发症。高钠透析可维持血流动力学稳定，还可改善患者透析时的耐受性，头痛、痉挛、恶心、呕吐的发生减少，但高钠透析不利于钠的弥散消除，易使患者口渴加重及透析间期体重增长过多。为此透析中心可利用现有透析机的可调钠装置，适当使用钠梯度透析达到体内钠平衡又使患者易于耐受。

2.钾：钾是细胞内液中主要的阳离子，90%通过肾脏排泄。肾功能衰竭患者容易出现高钾血症，高钾血症是肾功能衰竭的危险并发症，可导致心脏传导阻滞，直接危及生命，因此往往需要透析液的钾浓度低于血钾，目前国内大多数透析单位所用透析液钾浓度为0~4 mmol／L，一般为2 mmol／L。

3.钙：钙离子对神经肌肉的兴奋传导具有生物学活性，体内缺钙会引起手足抽搐、骨营养不良。透析液钙浓度对维持透析患者钙的动态平衡，避免因钙代谢紊乱而致骨病、迁移性钙化、心血管并发症等十分重要。透析液钙的浓度应结合血钙浓度、甲状旁腺素（PIH）水平、活性维生素D应用等情况而决定。

4.镁：镁是一种细胞内离子，主要存在于骨组织中，正常血镁浓度为0.8～1.0 mmol/L。镁的浓度与细胞、骨代谢及神经生理有关。正常情况下镁是要从肾脏排泄，肾功能衰竭时肾排出减少，血镁升高。高镁血症是肾性骨病和软组织钙化的原因之一，当血镁超过3mol/L时可引起神经系统症状，如腱反射减弱或消失。因此较常用的透析液镁浓度稍低于正常（0.5～0.75 mmol／L）。

5.氯：氯离子是透析液中主要的阴离子之一，透析液氯浓度与细胞外液浓度相似，100～105mol/L。调整钠浓度时，氯的浓度也随之变化，由于氯离子过高不利于纠正代谢性酸中毒，并引起透析后暂时性高氯性酸中毒。

6.葡萄糖：含糖透析液容易滋生细菌，并对糖尿病患者不利，透析中患者发生高血糖，刺激胰岛素分泌，透析后易产生低血糖，并且长期高血糖可导致脂类代谢紊乱，现多使用无糖透析液。但也有研究认为少量的糖可避免低血糖反应，有助于纠正失衡综合征，更好地进行三羧酸循环，达到酸碱平衡，尤其在急性透析者或儿童患者中，维持葡萄糖的生理水平十分重要，因此透析液中可加少量葡萄糖，较常用的是1~2g/L。

7.碱基：碱基是透析维持体内酸碱平衡和纠正代谢性酸中毒的主要药物。透析液所用的碳酸氢盐的浓度多数为：30~40 mmol／L。早年使用醋酸盐，但由于明显的不耐受现象如低血压、恶心、呕吐、疲乏、头痛等，已被碳酸氢盐替代。

8.醋酸盐：为维持透析液的化学稳定性，防止镁钙沉淀，常需在透析液中加入少量醋酸盐（2~4 mmol／L）。

二、透析液使用的注意事项

1.碳酸氢盐透析液容易释放二氧化碳，降低碳酸氢盐浓度，并且可滋生细菌，因此开启12小时后的碳酸氢钠溶液不能继续使用。

2.无糖透析液A液开启后应在48~72小时用完。

3.透析液应存放于避免阳光直晒、通风良好、温度适宜的室内，不得与有毒、有害、有污染和不良气味的物品混存。

4.透析液必须每批次进行检测，包括细菌数和内毒素。

三、透析液的质量控制

取浓缩液样品1份，按倍比稀释倍数加透析用水34份，稀释成透析液，检测下列各项指标：①电导度：0.13~0.14s/m。②pH：7.1~7.3。③渗透压：280~300mmol／L。④血气分析：PCO_2 5.3~8.0kpa（40~60mmhg），HCO_3 –30~35mmol／L。

第四节 透析器

透析器是血液和透析液进行溶质交换的管道和容器，由外部支撑结构和内部透析膜组成。透析的质量很大程度上取决于透析器的性能，而决定透析器性能最重要的部件是透析膜。透析膜为半透膜，将透析器分为血室和透析液室两部分，膜呈空心纤维状，使两室交界面积增大。透析时，血液和透析液在膜的两侧反方向流动，溶质和水通过膜进行交换。

对透析膜材料的要求包括无毒、生物相容性好、表面光滑、抗凝性能好，具有良好的通透性、化学稳定性好。

一、透析器的分类

1.根据构型：平板型、蟠管型和空心纤维型。前两种已淘汰，目前临床使用最多的是空心纤维型透析器。空心纤维透析器由5000～15000根空心纤维构成，纤维内径200～300μm，壁厚5～30μm，空心纤维捆扎成束，放入成形的透析器外壳内，外壳与透析膜之间采用聚氨酯进行密封，能耐受500mmHg的跨膜压。

2.根据膜的材料

（1）再生纤维素膜包括铜仿膜、铜氨膜等，生物相容性不及其他类型，超滤系数小，但价格便宜。

（2）改良纤维素膜 包括醋酸纤维素膜、血仿膜等。纤维素在形成膜之前被乙酰化，生物相容性有所提高，但超滤系数不及合成膜。

（3）合成高分子聚合膜包括聚丙烯腈膜（PAN）、聚甲基丙烯酸甲酯膜（PMMA）、聚砜膜（PS）、聚酰胺膜（PA），它们的通透性比一般高分子膜高2～3倍，能清除分子量大于20000道尔顿的物质，除水性却保持在允许范围内，生物相容性好。

3.根据超滤系数：

低通量透析器：Kuf<10 ml/h·mmHg，小分子物质如尿素和肌酐可以自由通过。

高通量透析器：Kuf>20 ml/h·mmHg，大于8000道尔顿的物质可以通过膜孔。

二、透析器的主要技术指标

透析器的主要技术指标：清除率、超滤系数、膜面积、预充血量、透析膜耐受力、残留血量。

1.清除率：是指每分钟某一特定物质从血液中清除的毫升数。临床上通常采用清除率来衡量透析器对溶质的清除能力。常用小分子物质如尿素、肌酐；中分子物质如维生素B_{12}、β2-微球蛋白作为评价透析器清除率的指标。清除率与透析膜材料、面积、厚度及工艺有关。

2.超滤系数：表示某一特定透析器总的超滤能力，它是指在单位跨膜压力下，每小时通过膜超滤的液体毫升数，它反映透析膜对水的清除能力，单位为ml/h·mmHg。低通量透析器超滤系数为<10ml/h·mmHg，高通量透析器超滤系数为20~55ml/h·mmHg。超滤率与膜孔大小、孔的分布、孔的形态、膜的厚度等因素有关，在一定时间内超滤量与跨膜压成正比。

3.预充血量：透析器的预充血量与透析器面积成正比，一般为50~120ml，太少会影响透析效率，太多会增加体外血液循环量，容易产生低血压。

4.膜面积：影响清除率、UF、血量，但不影响超滤系数。

5.耐受压力：新透析器耐受压力应不低于66.67Pa（500mmHg）。

6.残留血量：残留血量增加会对患者造成损失，应尽量避免。透析结束时残留在透析器的血液量应不大于1.0ml。

三、透析器的消毒方式

透析器必须经过灭菌且无致热源，灭菌方法有蒸汽灭菌、环氧乙烷灭菌和 γ 射线灭菌。

四、透析膜的生物相容性

透析膜的生物相容性包括许多方面，它的概念还没有明确的定义，补体激活的能力被作为判断透析膜生物相容性的主要标准。理想的透析膜应是完全生物相容性膜，血膜接触不引起反应。生物相容性是判定透析膜的主要指标。目前临床上判断相容性的主要指标是检查透析15分钟后白细胞、血小板计数、血氧分压、补体C3a、C5a水平等的变化。

五、其他

透析器功能的综合判定还有其他的一些指标、如顺应性、血流阻力、破膜率、抗凝率等。

六、理想透析器的条件

1.小分子、中分子尿毒症毒素的高清除率。

2.生命溶质（如氨基酸、低分子蛋白）的丢失很少。

3.足够的超滤范围。

4.超滤率很低时反超很少。

5.血室容量低。

6.透析器的物质结构无毒、无凝血特性。

7.冲洗特性好。

8.可靠性高。

9.费用低。

10.有复用的潜在特性，且无副作用。

七、透析器的选择

透析器的选择应该个体化。

1.首次透析患者或有失衡表现的患者，选择面积小、低通量透析器。

2.高血压患者难以药物控制，透析间期体重增加较多，心血管系统稳定性好的患者可选用高通量的透析器。

3.小儿透析患者根据年龄体重选用相应的透析器。

4.血液透析滤过患者，选择高通量滤器。

5.对合成膜有过敏的患者，选择纤维素膜。

6.新的透析器使用时要进行预冲处理，一般用800～1000ml生理盐水或肝素生理盐水冲洗血室，如怀疑过敏者增加冲洗量至2000ml，并上机循环10～20分钟。如果反应严重，应换用其他膜材料的透析器。

7.有出血倾向者，可选生物相容性好的透析膜，减少肝素用量。

八、透析器使用中注意事项

1.充分预冲：除气、降低血膜反应、减少凝血，以提高透析效果。

2.勿用力敲打。

常见透析器参数汇总

型号	膜材料	膜面积（m²）	超滤系数	尿素清除率	消毒方式
F6	聚砜膜	1.3	13	186/243	蒸汽灭菌
F7	聚砜膜	1.6	16	188/247	蒸汽灭菌
130G	三醋酸纤维素膜	1.3	13	194/262/288	γ射线
150G	三醋酸纤维素膜	1.5	16	197/269/302	γ射线
Fx80	聚砜膜	1.8	59	189/250/287	蒸汽灭菌
17R（可复用）	聚酰胺	1.7	71	196/253/294	蒸汽灭菌

（唐冬茹　熊光瑞　甘晓英）

第五章　血液净化室（中心）的感染防控

　　血液净化是通过建立体外循环完成的治疗，是一项具有创伤性的复杂技术操作。维持性血液透析病人由于长期频繁体外循环治疗，自身免疫力低下，各种经血液传播疾病风险提高。因此，感染是透析患者中最常见的并发症之一，严重影响了透析患者的生存及生活质量。所以，血液净化室（中心）的感染防控工作显得尤为重要。

第一节　透析患者的感染途径

　　（一）血液净化室（中心）环境，如：空气、物体及机器表面的污染。

　　（二）医务人员的手污染。医务人员在治疗或护理时，接触感染患者或已被污染的物体表面，通过接触易感患者的皮肤、黏膜、血管通路等传播病原菌。医务人员及患者的皮肤破损也容易导致感染。

　　（三）开放性、创伤性操作。如血液透析操作、内瘘穿刺、透析导管置管术、注射药物、采血等。

　　（四）透析用水、透析液及其管道的污染。

　　（五）透析机及其他设备的污染。

（六）透析器复用处理过程中的污染。

（七）其他因素，如自身免疫力低下、不良卫生饮食习惯等。

第二节　布局、设备设施管理

（一）血液净化室（中心）应设置在清洁、安静的区域，做到布局合理、分区明确、标识清楚，清洁与污染区域分开。

（二）透析治疗区、隔离透析治疗区通风良好；隔离透析治疗区（间）有隔离标识。

（三）各区域配备手卫生设施：水池、非手触式水龙头、干手设备等。每床配备快速手消毒剂。

（四）隔离患者使用的设备、物品，如：病历、血压计、听诊器、治疗车、机器等应有标识，不与普通患者混用。

（五）污物处置间有上、下水设施，抹布与拖把的清洗消毒水池，应分别安置在高低不同的水池加以区别。

（六）配备足够手套、口罩、工作服等防护用品。

第三节　环境卫生与清洁消毒管理

（一）保持室内空气清新干燥，两班之间常规开窗通风，每日进行有效的通风或空气消毒。

（二）保持地面清洁、干燥，两班之间对地面进行湿式清扫。遇病人血液污染时，用一次性纸或布巾将血液擦净，然后用含有效氯1500mg/L消毒剂擦拭，再用含有效氯500mg/L消毒剂擦拭。

（三）透析机、透析室的物体表面消毒：用500mg/L含氯消毒剂擦拭（所用消毒剂性能应与血透机外表材质相适应，防止发生腐蚀）。

（四）每次透析结束，应对机器内部管路进行有效的水路消毒（消毒方法按不同透析机出厂说明进行）。

（五）床单位的清洁：患者使用的床单、被套、枕套等一人一用一更换，絮、褥、垫等按《医院感染管理办法》中要求执行。

（六）治疗室、办公室、透析治疗区（间）等抹布、拖把分开使用、分开放置；使用后用含有效氯500mg/L消毒剂浸泡30min，清洗干净后晾干备用。

（七）每月对环境进行细菌学检测。

第四节　医疗器械、器具管理

（一）进入人体组织、无菌器官的医疗器械、器具和物品必须达到灭菌水平。

（二）接触皮肤、黏膜的医疗器械、器具和物品必须达到消毒水平。

（三）各种用于注射、穿刺、采血等有创操作的医疗器具必须一用一灭菌。

（四）血液透析室（中心）使用的消毒器械、一次性医疗器械和器具应当符合国家有关规定。

（五）一次性使用的医疗器械、器具不得重复使用。

第五节　人员管理

（一）患者管理

1.新入或转入的患者

（1）血液透析前要进行HBV、HCV、HIV及梅毒螺旋体等相关检查。

（2）于第3、6月再次复查相关指标（即0、3、6原则）。

（3）急诊透析患者在相关检查结果未报告前，应安排在急诊透析机透析，使用一次性透析器。

2.维持性血液透析患者每半年复查乙肝、丙肝、艾滋病及梅毒螺旋体检查。

3.有输血及血液制品史者，输入后3、6个月复查感染指标。

4.HBV、HCV及梅毒螺旋体感染的患者应分区分机透析，治疗区（间）血液透析机不能混用，HIV患者最好选择腹膜透析治疗。

5.遇患者在透析过程中出现乙肝、丙肝检测阳性，应立即对密切接触者进行乙肝、丙肝标志物检测。

6.严格实施实名制。首诊病人身份证复印件贴于病历首页反面，核对照片及出身年月。

（二）工作人员管理

1.工作人员进入透析治疗区穿工作服、工作鞋，洗手，必要时穿戴防护用品。

2.合理安排护士班次与分管的床位，每名护士每班负责治疗和护理的患者数不超过6名；护理乙肝、丙肝、梅毒病人的工作人员相对固定。

3.严格执行手卫生规范，落实标准预防。

4.在实施各种侵入性操作时，严格执行无菌技术操作和标准操作规程。

5.对不同患者注射肝素或对深静脉置管进行肝素封管时不得共用一瓶注射用水，做到一药一液一人用。

6.每年至少进行一次健康体检，阴性者建议接种全程乙肝疫苗。

7.发现医院感染病例及时报告医院感染管理部门。

第六节　培训管理

医务人员应该接受医院感染相关知识的培训，并熟练掌握。

（一）标准预防

标准预防是医院感染防控的根本性原则，也是血液净化中心感染防控措施的基本准则。标准预防的概念是认定病人的血液、体液、分泌物、排泄物均具有传染性，不论是否有明显的血迹污染或是否接触非完整性皮肤与黏膜，接触上述物质者，必须采取预防措施；实行双向防护即保护患者和医护人员；根据传播途径采取接触隔离、飞沫隔离、空气隔离；标准预防是预防医院感染成功而有效的措施，包括手卫生、个人防护用品、呼吸和咳嗽礼仪、安全注射、医疗废物处理等。

（二）手卫生

手卫生是指洗手、卫生手消毒和外科手消毒的总称，是血液净化中心最简单、经济有效的防控感染措施。

1.手消毒标准

（1）卫生手消毒，医务人员的手卫生要求：细菌数应≤10cfu/cm^2。

（2）外科手消毒，医务人员的手卫生要求：细菌数应≤5cfu/cm^2。

（3）血液净化中心护理人员在进行无菌操作时，如安装管路、冲管、上机、下机、穿刺、导管护理等操作时，护士的双手必须达到卫生手标准；如果进行侵入性操作时，如配合中心静脉置管术、内瘘成形术等操作，护士的双手一定要达到外科洗手消毒标准。

2.洗手指征

（1）直接接触患者前后，从同一病人身体的污染部位移动到清洁部位时，如接触病人的脚或臀部后，必须洗手再接触面部或清洁部位。

（2）接触透析病人黏膜、破损皮肤或伤口前后，接触病人的血液、体液、分泌物、排泄物、伤口敷料之后。

（3）穿脱隔离衣前后，摘手套后。

（4）进行无菌操作、接触清洁、无菌物品之前，处理污染物品之后。

（5）接触透析病人周围环境及物品后，如测量血压、脉搏、查体后。

（6）处理药物或配餐前、后。

3.血液净化护理操作手卫生时机

（1）在安装管路、滤器、配药等操作前需要清洁洗手。

（2）在进行穿刺、上机、下机前应先洗手再戴手套。

（3）戴手套进行各种治疗操作结束后，立即脱掉手套并洗手。

（4）测量血压、脉搏、查体、治疗、护理前后，应洗手或使用快速手消毒剂。

（5）接触具有传染性的血液、体液和分泌物以及被传染性致病微生物污染的物品后，须使用清洁剂（皂液）和流动水洗手后，再用手消毒剂消毒双手。

（三）职业暴露处理原则

1.发生职业暴露，立即报告医院感染管理科。

2.填写《医务人员职业暴露登记表》，交医院感染管理科统一管理。

3.被HBV或HCV阳性患者血液、体液污染的锐器刺伤，推荐在24小时内注射乙肝免疫高价球蛋白，同时进行血液乙肝标志物检查，阴性者于1～3个月后再检查，仍为阴性可行皮下注射乙肝疫苗。

（四）医疗废物管理

血液净化用医疗废物具有成分复杂、数量多、分量重等特点，处理原则应在第一时间、第一现场、减量、分类、封闭处理。对血液净化用医疗废物的处理应严格执行《医疗废物管理条例》的有关要求。

1.所有医疗废物的处理均需在操作结束后立即进行，并减少医疗废物在多个区域间转移。

2.准确分类，配备并正确使用锐器盒，推荐使用一次性透析专用便携式锐器盒。

3.减量处理医疗废物：血液净化室（中心）医疗废物中，分量较重部分来源于液体：包括预充管路时废液袋、血液透析治疗结束后存留在血液透析器膜内和膜外的液体，以及血液透析管路中的液体，做好上述液体的排空，将大大减少医疗废物重量。

4.封闭处理血液透析后管路、滤器、穿刺针中含有大量病人血液成分和液体，极易发生血液滴洒和污染，在收集时一定要封闭处置，预防污染环境。

第七节　完善制度，规范操作

血液净化室（中心）应当建立健全医院感染管理制度，包括：

1.医院感染控制及消毒隔离制度。

2.透析液、透析用水质量监测制度。

3.医院感染病例监测及报告制度。

4.医院感染暴发报告及处理制度。

5.设备设施及一次性物品管理制度。

6.医务人员职业安全管理制度。

7.血液透析室工作人员医院感染知识培训制度等。

8.信息登记管理。

建立并落实《新入院患者首次血液透析信息登记表》、《血透患者每日透析治疗记录表》、《血液透析机工作档案》、《血液透析液监测结果报告单》、《血液透析用水监测结果报告单》、《血液透析用水电导率、软水硬度及总氯监测结果》等的填写。

新入院患者首次血液透析信息登记表

序号	姓名	性别	是否急诊	身份证号	本次就诊首次透析时间	本次透析前检查结果			本院透析终止时间	接诊人员签名
						乙肝	丙肝	梅毒	艾滋		

血透患者每日透析治疗记录表

注：透析模式：①血液透析；②血液透析滤过；③血液灌流；④单纯超滤；⑤其他（请注明）

日期	姓名	透析时间（参照格式：××时××分）	透析模式	透析机编号	传染病筛查结果				
					阴性	乙肝	丙肝	梅毒	艾滋

（一）血液透析机工作档案（首页）

机器型号	
机位号	
机器序列号	
软件版本	
安装日期	
维修工程师	
电话	

机器消毒说明

（1）每班用500~2000mg/L有效氯消毒机器表面。

（2）每次透析结束后进行热消毒或化学消毒。

（3）每天透析结束按厂家说明进行消毒。

（二）血液透析机运行记录

日期	透析者姓名	上机时间	下机时间	水路消毒				签 名
				每 班		每 天		
				时间	方法	时间	方法	

（三）血液透析机维修保养记录

故障现象
维修记录
保养记录

血液透析液监测结果报告单

粘

贴

本

说明：

1.每台透析机每年至少监测一次。

2.细菌学监测每月一次。

3.内毒素监测每季一次。

血液透析用水监测结果报告单

粘

贴

本

说明：

1.每台透析机每年至少监测一次。

2.细菌学监测每月一次。

3.内毒素监测每季一次。

4.化学污染物每年一次。

血液透析用水电导率、软水硬度及游离氯监测结果

登

记

本

说明：

1.电导率每日监测一次。

2.软水硬度、总氯每天监测一次。

（叶君红　肖清英　殷慧敏）

第六章　血管通路相关知识与护理

第一节　血管通路分类及建立时机

根据血管通路的使用时间和手术操作方式大致将透析用血管通路分为两大类，即临时性血管通路和长期性血管通路。

正确把握患者血管通路建立的时机及合理的选择患者血管通路的方式是医务人员的职责所在。中国血管通路专家共识提出：当患者GFR < 30ml/min/1.73m²（CKD4期）时应接受各种肾脏替代治疗方式（包括肾移植）的宣教。如果患者选择血液透析作为肾脏替代治疗方式，当预计半年内需进入血液透析治疗，或者GFR小于15ml/min/1.73m²、血清肌酐 > 6 mg/dl（528μmol/L）（糖尿病患者GFR25ml/min/1.73m²、血清肌酐 > 4 mg/dl（352μmol/L）），应当建立自体动静脉内瘘（arteriovenous fistula，AVF）。若患者需建立移植物内瘘（arteriovenous graft，AVG）则可推迟到需要接受透析治疗前3~6周。

当患者的尿毒症症状明显，支持治疗难以控制者应尽早实施动静脉内瘘手术，残余肾功能可不作为必需的界定指标。

（一）临时性血管通路

临时性血管通路包括直接外周动静脉穿刺和经皮中心静脉置管。

直接外周动静脉穿刺方法由于对血管内膜损伤较大，易形成动脉瘤、出血、皮下血肿等并发症，压迫止血困难，给病人带来的疼痛感强烈，影响病人日后内瘘手术，目前已在临床很少采用。

随着血液净化技术的迅速发展，血液净化模式越来越多，如血浆置换、免疫吸附、血液灌流及连续性肾脏替代治疗等技术在临床多学科广泛应用。尤其置管技术的成熟以及导管材料的不断改善，经皮中心静脉置管已成为临时性血管通路的主要方法。经皮中心静脉置管的位置主要在颈内静脉和股静脉。

（二）长期性血管通路

长期性血管通路包括自体动静脉内瘘、移植物人工血管和带涤纶套双腔导管。

2014年中国医院协会血液净化中心管理分会血液净化通路学组专家共识推荐，自体动静脉内瘘（autogenousarteriovenous fistula，AVF）因其方便、安全、使用寿命长、并发症少等特点，成为维持性血液透析病人血管通路的首选。

欧洲内瘘成熟的标准:自然血流量大于600ml/min；内瘘静脉内径大于6mm；内瘘静脉前壁距皮肤小于6mm。

中国血管通路专家提出：

1.AVF成熟的定义：内瘘透析时易于穿刺，透析过程中能提供大于200 ml/min的血流，能满足每周3次以上的血液透析治疗。共识同时指出AVF成熟判断： ①物理检查：吻合口震颤良好，无异常增强、减弱或消失；瘘体段静脉走行平直、表浅、易穿刺，粗细均匀，有足够可供穿刺的区域，瘘体血管壁弹性良好，可触及震颤，无搏动增强、减弱、消失。②测定自然血流量超过500ml/min，内径大于等于0.6cm，距皮深度小于0.6cm。

2.当患者没有成熟的动静脉内瘘而需要进入透析时，应建立过渡通路。过渡通路类型：建立隧道、带涤纶套导管；不建立隧道、不带涤纶套导管；不推荐直接动脉穿刺。过渡通路选择：预计过渡通路需要留置4周以上时，首选带袖套、建立隧道的导管。

带涤纶套的中心静脉导管自20世纪80年代问世以来，在透析病人中得到越来越多的应用，尤其是进入老龄化社会的国家和地区，透析人群年龄不断增长，高龄、伴有糖尿病、冠心病、血管硬化的透析病人比例越来越大，这类病人广泛采用带涤纶套的中心静脉导管。该类导管通过在皮下建立隧道，以导管自身的涤纶套（cenf）作为支架，使皮下组织在涤纶套内粘连、生长，封闭了导管处的皮肤入口，使之更加牢固，不易脱出，减少感染机会，使用时间大大延长。早期文献报道，其使用寿命为18~24个月，有学者认为将其列为半永久性血管通路。近年来随着导管材料的改善，导管维护技术的提高，其使用寿命已大大延长，故本书仍将其列为长期性血管通路。

无论采用何种血管通路，都应该从病人长期治疗角度综合评估病人的血管条件、自护能力、社会家庭支持力度以及医疗费用支付能力等，由通路小组人员根据病人的个体情况为其制订远期的血管通路使用计划。

第二节　动静脉穿刺建立临时血管通路的方法及护理

直接动静脉穿刺操作简便，血流量大，可以立即使用，适用于各年龄组，常用穿刺部位有桡动脉、足背动脉、肱动脉。其缺点为透析中和透析后并发症较多，如早期的血肿和大出血、后期的假性动脉瘤、透析中活动受限、透析后止血困难、反复穿刺易导致血管损伤与周围组织粘连。对于慢性肾功能不全的患者，会影响其永久性血管通路—动静脉内瘘的建立，因此临床的使用受到严格控制。

1.穿刺技术

（1）穿刺前先评估患者，包括神志、皮肤黏膜有无出血、需穿刺的部位有无红肿、硬结、瘢痕、动脉搏动强弱、患者的合作性及对疼痛的耐受性。

（2）必要时可先局部用少量0.5%利多卡因皮下注射进行局部麻醉，减少疼痛和血管收缩。

（3）让患者取舒适体位，做好穿刺肢体的固定，以免透析中患者体位不适影响血流量。

（4）充分暴露血管，摸清血管走向。先行静脉穿刺，常规消毒，扎止血带，回抽回血通畅后松开止血带，固定针翼，缓慢静脉推注首剂量肝素；然后行动脉穿刺，无须扎止血带，触摸到动脉搏动最明显处，确定进针点，常规消毒后先进针于皮下，摸到明显搏动后沿血管壁15°~30°的角度进入血管，见有冲击力回血及搏动后固定针翼。

2.护理指导

（1）反复穿刺容易引起血肿，所以穿刺时尽量做到"一针见血"。

（2）刚开始透析时血流量欠佳，大多是血管痉挛所致，只要穿刺到位，血流量会逐渐改善。如仍不足，可另穿刺一条浅表动脉或静脉，用无过滤器的输液管连接穿刺针，另端接泵前动脉侧管，形成两条并联引血动脉通路，保证血流量。

（3）透析过程中加强巡视，穿刺肢体严格制动，发现针体移位致血肿或渗血应及时处理。

（4）透析结束时注意压迫，防止血肿和出血。穿刺点应该用纱球压迫，再用弹力绷带包扎，观察无出血及血肿，2~4h可解开弹力带，6~8h可解开纱球。

（5）告知患者，注意观察局部穿刺点有无出血、血肿，如有出血及肿胀，需重新包扎并指压30~60min。发生血肿时24h内可冷敷，24h后可热敷或用喜辽妥按摩，促进血肿吸收消散，软化血管及瘢痕。

（6）有条件的话，一般不选用动脉穿刺，特别是桡动脉和肱动脉。因为桡动脉反复穿刺会形成疤痕或假性动脉瘤，对今后内瘘手术产生影响；肱动脉因部位深穿刺后压迫相对难，极易在肘关节处形成血肿及假性动脉瘤等；且此血管粗、压力大穿刺点很难愈合，下次透析时穿刺点可能再次出血而出现血肿及假性动脉瘤。

（7）在只能使用临时穿刺建立血管通路时，桡动脉及足背动脉是最佳选择。值得注意的是足背动脉因穿刺后会影响患者的行走及活动，同时易导致穿刺部位出血，故穿刺后压迫时应让患者充分休息后再离开。

第三节　中心静脉留置导管通路及护理

中心静脉具有血流量充足、操作简单易行、不损害血管和可以反复使用等优点，中心静脉置管术后可立即行血液透析，并保证透析血流量，是一种安全，迅速和可靠的血管通路。中心静脉导管分为带涤纶套（长期导管）的和不带涤纶套（临时导管）两种，主要有单腔、双腔和三腔导管，目前双腔导管最常用。

（一）中心静脉导管插管部位

通常置管部位有股静脉、锁骨下静脉及颈内静脉，在不同的临床情况下有各自的优缺点。

颈内静脉置管手术穿刺相对较容易，并发症少，且能提供较高的血流量，一般作为插管首选途径，其中右颈内静脉置管是置管最佳的选择部位，因右侧颈内静脉较粗且与头静脉、上腔静脉几乎成一直线，插管较易成功；而左侧颈内静脉走行弯曲，手术难度相对较大，所以一般首选右侧颈内静脉。锁骨下静脉置管手术难度和风险大，且易出现血气胸等并发症，一般情况下不提倡锁骨下静脉插管。股静脉插管手术简单、操作简便，安全有效，不易发生危及生命的严重并发症，但由于位置原因，较颈内静脉容易发生感染，血栓，血流量差，留置时间短，且给患者行动带来不便。故股静脉插管只适用于卧床患者的短期透析或颈部无法建立临时性血管通路的患者。

（二）中心静脉留置导管的护理指导

1.导管换药：去除穿刺点以及插管下纱布，检查患者插管部位有无渗血、红肿、缝线有无脱落等症状；用无菌棉签或棉球进行皮肤消毒处理；穿刺点以无菌贴膜覆盖，无菌贴膜应在每次透析时进行更换。如果透析过程中打开无菌贴膜，应重新消毒更换一次。

2.中心静脉留置导管的连接：准备碘伏消毒棉签或棉球、医用垃圾袋，打开静脉导管外层料；患者戴口罩头偏向对侧，将无菌治疗巾垫于静脉导管下；取下静脉导管内层敷料，将导管放于无菌治疗巾上；分别消毒导管和导管夹子，放于无菌治疗巾内；先检查导管夹子处于夹闭状态，再取下导管肝素帽；分别消毒导管接头；用注射器回抽导管内封管肝素，推注在纱布上检查是否有凝血块，回抽量为在导管腔容量基础上增加0.2~0.3ml，避免患者失血过多。如果导管抽回血不畅时，认真查找原因，严禁使用注射器用力推注导管腔；根据医嘱从导管端推注首剂量肝素（使用低分子肝素作为抗凝剂，应根据医嘱上机前静脉内一次性注射），连接体外循环；医疗废物放于医疗废物桶中。

3.肝素三步封管法：

第一步：用5ml注射器抽出管腔内原有肝素并弃掉（连同注射器）。

第二步：用10ml注射器将生理盐水各5ml注入动静脉管腔内。

第三步：根据个体化和管腔容量用5ml注射器脉冲式注入肝素或肝素盐水。动静脉夹子一旦关闭，请勿打开。

4.导管溶栓：根据管腔容量，注入等体积尿激酶溶液（每1ml生理盐水含尿激酶5000~10000单位）；等待20~30min后回抽：若仍欠通畅可重复上述操作2~3次。

5.股静脉留置导管的护理：患者卧床时床头角度应小于40°；注意导管固定翼缝合线有无松动、脱落，必要时需重新缝合，以免导管脱落；若发现导管有部分脱出，应原位缝合并固定好；每次透析时都要观察导管出口有无红肿、渗出等，若有上述情况，应及时做相应处理；肝素帽应避免重复使用，建议使用一次性肝素帽；血透操作人员常规口罩及洁净手套；导管皮肤出口处每周换药2~3次，碘伏或安尔消毒后纱布或透气贴膜覆盖，禁用密闭的塑料薄膜；尽量避免使用留置导管输血、输液或抽血；导管动静脉夹子夹闭前调整好位置，一旦夹闭，勿轻易打开；及时治疗鼻腔或其他部位致病菌感染；保持身体清洁卫生，指导患者擦洗及淋浴的正确方法，对患者进行保护导管的教育；保持插管部位的清洁卫生、避免污染，洗澡时用保护膜覆盖置管出口及导管，建议淋浴、禁盆浴；颈部置管患者洗发应干洗，股静脉插管患者应避免过度活动；注意体温变化及插管局部有无红、肿、痛、脱出等情况，一旦出现问题及时与医护人员联系。

第四节　永久性血管通路–自体动静脉内瘘的建立及护理

自体动静脉内瘘是利用自体动静脉血管吻合而成的血管通路。其优点是感染发生率低，使用时间长，并发症少。相对而言，自体动静脉内瘘是一种安全且能长久使用的永久性通路，主要用于长期维持性血液透析患者。其缺点是等待"成熟"时间长或不能成熟，表现为早期血栓形成或血流量不足，如超过3个月静脉仍未充分扩张，血流量不足，则内瘘失败，需重新造瘘。

一、制作动静脉内瘘部位及方法

（一）手术原则先上肢，后下肢；先非惯用侧，后惯用侧；先远心端后近心端。

（二）可选用的血管前臂：腕部桡动脉–头静脉内瘘最常用；其次为腕部尺动脉—贵要静脉内瘘、前臂静脉转位内瘘；肘部内（头静脉、贵要静脉或肘正中静脉—肱动脉或其分支的桡动脉或尺动脉）；下肢内（大隐静脉—足背动脉、大隐静脉—胫前或胫后动脉）、鼻咽窝内瘘等。

（三）动静脉内血管吻合方式及方法：吻合方式包括动静脉端端吻合、端侧吻合和侧侧吻合，首选动静脉端侧吻合。动静脉内瘘血管吻合方法有：①缝合法即可采用连续缝合或间断缝合。②钛轮钉法即采用直径2.5~3mm的钛轮钉，吻合后内瘘成熟相对较快，可保持较大的血流量。

二、动静脉内瘘制作的时机及功能评估

（一）适应证

慢性肾衰竭患者肾小球滤过率小于25m／min或血清肌酐大于4mg／dl（352umol），即可考虑实施自体动静脉内瘘成形术；老年患者、糖尿病、系统性红斑

狼疮以及合并其他脏器功能不全的患者，更应尽早实施自体动静脉内瘘成形术。

（二）绝对禁忌证

四肢近端大静脉或中心静脉存在严重狭窄、明显血栓或因邻近病变影响静脉回流；患者前臂 ALLEN试验阳性，禁止行前臂动静脉内瘘端端吻合。

方法步骤：

1.术者用双手同时按压桡动脉和尺动脉。

2.嘱患者反复用力握拳和张开手指5～7次至手掌变白。

3.松开对尺动脉的压迫，继续保持压迫桡动脉，观察手掌颜色变化。若手掌颜色5s之内迅速变红或恢复正常，即 Allen试验阴性，表明尺动脉和桡动脉间存在良好的侧支循环，可以经桡动脉进行手术治疗，一旦桡动脉发生闭塞也不会出现缺血。相反，若5s手掌颜色仍为苍白，即ALLEN试验阳性，这表明手掌侧支循环不良。禁止做介入、动静脉内瘘等手术。

（三）禁忌证预期患者存活时间短于3个月；心血管状态不稳，心力衰竭未控制或低血压患者；手术部位存在感染；同侧锁骨下静脉安装心脏起搏器导管。

（四）建立通路前监测评估病史、物理诊断、多普勒超声、血管造影等。

三、动静脉内瘘的护理

（一）术前护理向患者介绍建立内瘘的目的、意义，解除患者焦虑不安、恐惧的心理，积极配合手术；告知患者术前配合的注意事项，如准备做内瘘的手禁止做动静穿刺，保护好皮肤勿破损，做好清洁卫生，以防术后发生感染；手术前进行皮肤准备，肥皂水彻底清洗造瘘肢体皮肤，剪短指甲；评估制作通路的血管状况及相应的检查，如超声检查血管，尤其是需要吻合的静脉走行、内径和通畅情况，为内瘘制作成功提供依据；内瘘术前不宜使用肝素等抗凝剂，以防术中或术后出血。

（二）术后护理适当抬高内瘘手术侧肢体，可减轻肢体水肿；每3日换药1次，10~14天拆线，注意包扎敷料时不要加压力，注意身体姿势及袖口松紧，避免内瘘侧肢体受压；避免在内瘘侧肢体输液、输血及抽血化验；手术侧肢体禁止测量血压，术后2周内手术侧上肢禁止缠止血带；术后24h术侧手部可适当做握拳及腕关节运动，以促进血液循环，防止血栓形成。

（三）动静脉内瘘成熟的标准及时间血管内血流量自然流速大于600 ml／min、直径大于6mm、深度控制在皮下小于6mm。内瘘成熟时间一般为8~12周，至少4~8周。

（四）促进内成熟的方法。在术后1周且伤口无感染、无渗血、愈合良好的情况下，每天用术侧手握球或橡皮圈数次，每次3 ~ 5min；术后2周可锻炼内瘘侧肢体，方法如下：在上臂捆扎止血带，术侧手紧握举头或握球5秒钟，松举休息片刻后重复握举或握球运动，止血带捆扎每次不超过1分钟，每天可重复上述动作200 ~ 300次；拆线后伤口愈合良好的情况下可每天热敷手臂2 ~ 3次，每次20 ~ 30min，以利于血管扩张。

（五）穿刺血管的选择动静脉内瘘初次穿刺时，首先要观察内血管的走向，以触摸来感受所穿刺血管管壁的厚薄、弹性、深浅及瘘管是否通畅。通畅的内瘘触诊时有较明显的震颤及搏动，听诊时能听到动脉分流产生的粗糙吹风样血管杂音。

（六）穿刺顺序与方法内瘘的使用要有计划，一般从内瘘远心端到近心端进行绳梯式或纽扣式穿刺，然后再回到远心端，如此反复。不要轻易在吻合口附近穿刺或定点穿刺。

（七）穿刺针的选择在动静脉内瘘使用的最初阶段，建议使用小号如17G穿刺针，并采用较低的血流量以180 ~ 200ml/min为佳，以降低对内瘘的刺激与损伤。使用3 ~ 5次后，再选用较粗的穿刺针（16G）并在患者耐受的情况下，尽量提高血流量（250 ~ 350 ml／min）。

（八）动静脉内瘘穿刺首先检查血管通路有无红肿、渗血、硬结；摸清血管走向和搏动；选择穿刺点后，用碘伏消毒穿刺部位，根据血管的粗细和血流量要求等选择穿刺针；新瘘前10~50次，建议使用17G穿刺针，采用阶梯式、扣眼式等方法，穿刺针与皮肤成25° ~ 35°角穿刺血管。先穿刺静脉，再穿刺动脉，动脉端穿刺点距动静脉内瘘瘘口3cm以上、动静脉穿刺点之间的距离10cm以上为宜，绳梯式穿刺每次穿刺点与上次穿刺点距离>0.5cm，固定穿刺针。根据医嘱推注首剂量肝素（使用低分子肝素作为抗凝剂，应根据医嘱上机前静脉一次性注射）。

注意：新瘘开瘘前3~5次必须高年资护士穿刺，血流量应小于200ml／min。

（九）内瘘拔针后的护理内容：主要包括正确止血方法应用以及维持内瘘良好功能。拔针前用无菌止血贴覆盖针眼，拔针时用1.5cm×2cm大小的棉球或纱球压迫穿刺部位，弹性绷带加压包扎止血，按压的力量以既能止血又能保持穿刺点上下两端有搏动或震颤，20～30min后缓慢放松弹力绷带，止血贴继续覆盖在穿刺针眼处12～24h再取下，若止血贴沾有血迹，应更换新的止血贴，以免感染。要注意观察压迫部位有无出血发生，如有出血局部指压穿刺部位止血10～15分钟。穿刺部位按压过轻或过重都会造成皮下血肿，损伤血管，影响下次穿刺或血流量不足，严重血肿可致血管硬化、周围组织纤维化及血栓形成等，造成内瘘闭塞。

（十）动静脉内瘘的自我护理

1.内瘘的维护：必须让患者了解内瘘对其生命的重要性，使患者在主观上重视，积极配合；保持内瘘手臂的皮肤清洁，每次透析前必须用肥皂水将造瘘侧手臂彻底清洗干净；透析结束当日穿刺部位避免接触到水或其他液体，保持局部干燥，避免感染。如果穿刺处发生血肿，可重新压迫止血，并用冰袋冷敷，24h以后如无继续肿大可热敷，并擦拭喜疗妥软膏消肿。内瘘处如有硬结，可每日用喜疗妥软膏涂按摩，每日2次，每次15～20min；造瘘侧手臂不能受压，衣袖要宽松，不能佩戴过紧饰物，夜间睡觉不要将造瘘侧手臂垫于枕后，尽量避免侧卧于造瘘手臂，造瘘侧手臂避免持超过10kg重物；造瘘侧手臂不能测血压、输液、静脉注射、抽血等。教会患者自我判断动静脉内瘘是否通畅的方法，即用非手术侧手触摸手术侧的吻合口，如扪及震颤说明通畅，或用听诊器听诊，可听到血管杂音则说明通畅，如果震颤、杂音消失，瘘管处有触痛或疼痛，应及时去医院就诊，同时告诉患者动静脉内瘘检查必须每日进行3～4次，这样才能早期发现问题；适当活动造瘘侧手臂，可手握橡皮健身球进行锻炼；避免造瘘侧手臂外伤，以免引起大出血。有动脉瘤的患者，应采用弹性绷带加以保护，避免继续扩张及意外破裂。

2.内瘘压迫方法：

透析完后，回血拔针，压迫止血的窍门：

①拔针时，一定要看针眼的位置，针眼包括血管的针眼和皮肤的针眼。

②正上方压下棉球、纱布等，不能斜压，斜压有可能只压住皮肤的针眼，而

没压住血管的针眼，造成皮下出血。

③新使用的内瘘前几次，一定要专人先用手指压迫至少10min，不出血后，轻轻绑上绷带。

④可以用宽的透明胶带进行压瘘固定，如宽的医用胶带，不需要在手臂上缠一圈，但过敏的患者禁止使用。

⑤压的力度要看每个人的具体情况，根据的压力程度、血压状况、凝血状况、血管皮肤愈合情况等来确定。

⑥回完血后建议患者休息十几分钟，一方面让血压平稳，另一方面可防止穿刺点没压好再出血。

⑦按压松紧：可以通过摸来判断松紧度，有正常带有杂音的"沙沙"流动就可以，如果出现动脉样搏动，就表示压得紧了；也可以用手指试试的背面绑带的松紧，能容下一个手指为宜。

⑧患者什么时候取下绑带？要看瘘的压力程度、血压状况、凝血状况、血管皮肤愈合情况等，一般是0.5~1h。

3.保护内瘘的神器

①鲜土豆片。

鲜土豆片是纯天然、物美价廉、取材方便的护瘘神器。主要作用就是抗炎消肿。土豆片内的胆甾烷衍生物茄碱，可渗透入皮下组织和血管内，加速血液流通，有活血化瘀、消肿止痛的作用。对由于静脉输液渗液导致的肿胀以及肌肉、皮下等注射后的局部肿大，都有很好的消肿效果。

用法:新鲜土豆，切薄片，敷于血管附近，用绷或保鲜膜等固定。土豆片变干后随时更换。

②热毛巾。

是纯天然、无毒害的方法，但须勤更换毛巾。

方法:把温水湿润过的温毛巾拧干敷在穿刺点处。

注意:教患者要在透析的第二天使用，但如果针眼继续在出血，就不能热敷。

③多磺酸黏多糖。

主要作用:抗血栓、抗炎、消血肿。

抗血栓多磺酸黏多糖通过作用于血液凝固和纤维蛋白溶解系统而具有抗血栓的作用。

抗炎通过抑制各种分解代谢的酶以及影响前列腺素和补体系统而具有抗炎作用。

消血肿通过促进间叶细胞的合成以及恢复细胞间物质保持水分的能力，加速血肿的吸收。

用法:取出适量药膏，在穿刺处及血管附近涂抹，要尽量多按揉一会儿。

④莫匹罗星软膏。

对于针眼部位的感染，可用莫匹罗星软膏来涂抹患处。对于瘘、针眼部位的难治性感染、皮炎，用莫匹罗星软膏加曲安奈德益康唑乳膏混合涂抹，会有意想不到的效果。

第五节　永久性血管通路人工移植血管内瘘的建立及护理

尽管自体动静脉内瘘是目前最理想的永久性血管通路，但部分患者自身血管条件差或内瘘闭塞后自身血管无法再次利用，故并不是每名患者都能够行自体动静脉内手术。为解决患者血管通路问题，可利用自身、异体、人造血管进行移植血管造瘘。移植血管内瘘是指在动静脉间插入一段移植血管或人造血管制成的内瘘。

一、移植血管内瘘的指征及方法

1.适应证：上肢血管纤细不能进行自体内瘘；由于反复造瘘使上肢动静脉血管耗损；由于糖尿病、周围血管病、银屑病等使上肢自身血管严重破坏；原有内瘘血管狭窄切除后需用移植血管搭桥。

2.绝对禁忌证：四肢近端大静脉或中心静脉存在严重狭窄、明显血栓。

3.相对禁忌证：同自体动静脉内瘘成形术。

4.移植血管材料：自体血管主要是大隐静脉，由于取材较方便，无抗原性，口径较合适，目前临床仍较常用；同种异体血管主要是尸体大隐静脉；异体血管主要是牛的动脉，取材容易，但抗原性强，处理工序复杂价格昂贵，目前临床应用较少；人造血管主要是聚四氯乙烯（PTFE）人造血管，取材容易，形状及口径容易控制，生物相容性好、容易穿刺，是目前临床应用最广泛的人工血管。

5.移植血管的选择：自体血管移植多选择大隐静脉，取材前应做血管的相关检查，如血管超声等了解拟取大隐静脉的情况，明确没有曲张、使化、闭塞等病变，人造血管一般选用直径6mm的人造血管，根据患者年龄与自身血管条件进行适当调整。目前市场上常用的人造血管有：德国贝朗（BRAUN）、美国戈尔公司Core–Tex人造血管、美国巴德（BARD）公司Impm人造血管及美国百特（BAXTER）人造血管等。

二、移植血管内瘘的护理

1.术前护理见动静脉内瘘术前护理。

2.术后护理观察有无出血迹象，如有明显出血应及时更换敷料，敷料包扎不可过紧，手术后要适当抬高手臂，减轻肿胀不适；避免在内瘘侧手臂进行静脉抽血、输液、测血压等检查和治疗；避免内瘘手臂受压、负重过多；保持内瘘侧手臂清洁，预防感染；内瘘侧肢体术后3~5天可适当做握拳动作或做腕关节运动，以促进血液流动，防止血栓形成，若是高凝状态患者应遵医嘱服用抗凝药；每日检查人造血管的功能状态，若扪及震颤或听到血管杂音，则提示人造血管通畅。如无震颤、不搏动、血管杂音减弱或消失，或出现辐射性搏动，应立即通知医生，进一步确定是否有人造血管闭塞；人造血管移植后2~3周，周围组织方可长入纤维小孔内，形成新的内膜，术后2周内常有明显的血清肿、4周后肿胀消退，一般在手术后4~6周开始使用。如过早使用不仅穿刺困难，而且容易发生隧道内出血、血肿、假性动脉瘤及血栓形成，因此人造血管内瘘建立后，应不少于4周后使用，以便纤维组织充分包绕并形成坚韧的外壳，延长患者人造血管使用寿命。但如患者病情严重，需紧急透析，又无其他通路时，人造血管在无明显血清肿和局部红肿的情况下亦可提前使用。

3.人造血管内瘘的使用。最好在术后2～3个月才开始穿刺，在使用中严格执行无菌操作技术；每次穿刺前评估人造血管内瘘是否通畅，观察人造血管部位及其周围皮肤是否有发硬或过敏的症状。首次穿刺需要医护共同确认人造血管吻合的方式、动静脉穿刺点的位置、人造血管血流方向，通过轻按吻合口的顶端，感觉搏动最强的一端为动脉端，搏动较弱的一端为静脉端，触诊吻合口处可以感受到一种强而有力的震颤成"波动感"。

4.人造血管无菌技术操作。严格的无菌技术操作是降低感染发生、延长人造血管使用寿命的关键因素。要求复合碘消毒棉签消毒皮肤两次；消毒范围：直径大于10cm；使用清洁治疗巾及清洁手套；穿刺时应距吻合口至少3cm处进针，进针角度穿刺针与皮肤成30°～45°为佳，穿刺针斜面向上；对于"U"形的内瘘，动静脉穿刺点应避免在同一水平线上，避免在行移植血管转角（外围强化环处穿刺，避免定点穿刺。每次穿刺部位必须距上一穿刺点0.5～1.0cm。

5.人造血管拔针后止血方法。必须在穿刺针完全拔除后加压止血，不能边拔针边加压，以免穿刺针斜面切割血管，并防止穿刺针周围的微细血栓遗留在血管腔内；压迫位置为穿刺针刺入血管的位置而不是皮肤进针的位置；压迫的力度应根据既不阻断血管内血流又不出血的要求来调整。压迫止血时间10～30min，在压迫过程中，要保证血管震颤持续存在。长期采用抗凝治疗预防血栓形成的人造血管使用者，止血时间应适当延长。

6.移植血管内瘘的自我护理

（1）指导患者判断瘘管是否通畅的方法，如有异常表现、血管杂音偏低或消失，应立即到医院处理。

（2）生活中注意术侧肢体不能提重物、避免硬物或外力碰撞，睡眠时减少术肢侧侧卧，以免肢体长时间受压，血液循环不良导致瘘管闭塞。

（3）指导患者养成良好的卫生习惯，保持手臂清洁，透析当日穿刺部位避免接触水，血液透析后1h可松开压迫止血纱球，止血贴覆盖12～24h，保持干净，防止感染。

（4）根据医嘱服用华法林、双嘧达莫或肠溶阿司匹林等抗凝药，定期监测凝血指标和血常规。

（5）指导患者定时监测血压，预防低血压的发生。如透析中容易发生低血压的患者，及时调整透析方案或调整干体重，防止低血压造成人造血管闭塞，同时告知患者控制水、盐的摄入。

（6）血液透析结束后指导患者压迫穿刺点，力度以既能止血，又能扪及搏动为宜。指导患者观察穿刺点的出血情况及出现出血时先压迫出血点再寻求帮助，避免出血时引起患者恐惧、护理不当致出血不止；人造血管局部出现血肿时，应立即给予指压并冷敷。24h后再以热敷，并予喜疗妥药膏涂抹并按摩，促进皮下血肿消退。

（肖清英　罗小娟　甘晓英）

第七章　抗凝相关知识与护理

血液透析过程中，由于体外循环的建立，血液与透析器材表面接触，血液易发生凝集，阻塞透析管路和透析器。血流量下降，透析中输血等各种原因引起的高凝状态，都会引起透析器凝血和患者失血，降低透析效能，甚至使血液透析无法继续。因此，合理充分的抗凝是保证血液透析得以顺利进行的必要条件，还能保证透析的充分性。应根据患者的凝血功能选择合适的抗凝方法和抗凝剂，既保证抗凝充分，又避免出血或原有出血加重。不同抗凝技术有不同的使用方法、剂量及不良反应，应引起临床血液透析护士的高度重视。

常用的凝血时间试验有3种：全血部分凝血活酶时间（Whole Blood Partial Thromboplastintime，WBPTT）、活化凝血时间（activated clotting time，ACT）和试管化凝血时间（Lee White Cloting Time，LWCT）。

目前临床使用较广泛的抗凝剂有肝素、低分子肝素、枸橼酸钠、阿加曲班等。

第一节　常规肝素抗凝技术及护理

肝素是其分子量为5000～20000KD的一种黏多糖蛋白，不能通过透析膜，易溶于水，并与碱性蛋白（溶海体、鱼精蛋白、白蛋白）结合成无活性的不溶性结合体，带有大量的负电荷。肝素是抗凝血酶Ⅲ（ATⅢ）的辅助因子，可增强ATⅢ与凝血醇、活化型的凝血因子Ⅸa、Ⅹa、Ⅺa、Ⅻa和激肽释放酶结合，并抑制其活性。所以，肝素在体内具有很强的抗凝活性。静脉注射肝素可迅速产生抗凝作用，半衰期1~2h，在肝内灭活，4~6h内由肾脏排尽。

一、抗凝原理

肝素的抗凝作用是多方面的，几乎影响了凝血的全过程，主要通过干扰凝血过程中的以下几个环节发挥作用：

（1）妨碍凝血酶原变成凝血酶。

（2）妨碍纤维蛋白原变成纤维蛋白。

（3）阻止血小板的凝集和裂解。

二、肝素抗凝活性测定方法

1.全血凝固时间试管法（LWCT）

（1）原理：全血凝固时间试管法是血液从血管抽出后在玻璃管内凝固所需要的时间，用来测定被激活的整个内源性凝血系统的活性，常用来监测肝素抗凝治疗。

（2）方法：取患者血液0.4ml注入盛有0.2ml凝血活酶的试管中摇匀，开动秒表，孵育30秒后取出试管，每隔5秒倾斜试管一次，观察凝块形成时间并记录，直到血液凝固为止，监测时注意保持试管温度为37℃。

（3）标准：保持透析前的1.5~2.5倍。通常为18~24min，小于30min。

2.全血部分凝血活酶时间（WBPTT）

3.活化部分凝血活酶时间（APTT）

4.活化凝血时间（ACT）：临床实践中，以肝素作为抗凝剂时，推荐采用活化凝血时间（ACT）或活化部分凝血活酶时间（APTT）进行监测。理想的状态应为血液净化过程中，从血液净化管路静脉端采集的血标本中ACT／APTT维持于治疗前1.5~2.5倍的水平，治疗结束后从血液净化管路动脉端采集的血标本中ACT／APTT基本恢复治疗前水平。

三、肝素的副作用

1.出血倾向：肝素用量过大可发生出血，如硬脑膜下出血、消化道出血等。

2.肝素诱发血小板减少症：因使用肝素诱发血小板减少，并合并血栓形成或原有血栓加重的病理生理现象。

3.对脂肪代谢的影响：可增加脂蛋白分解酶活性，促进脂肪分解，使游离脂肪酸增多。长期使用肝素，可见高脂血症，停用肝素后，高脂血症有某种程度的改善。

4.对骨的影响可引起骨质疏松：血液透析患者骨变化主要是由于甲状旁腺功能亢进和维生素D在肾内活化障碍所致，但也不能否认受长期使用肝素的影响。

5.其他副作用：可激活补体、引起白细胞下降、动脉血氧分压下降，还可引起过敏反应及发热等。

四、肝素的配制及使用方法

1.肝素临床配制方法：1支（12500单位）/2ml肝素加入0.9％氯化钠23ml，相当于500U（4mg）／ml。

2.肝素的用法

（1）全身肝素化法：用于无出血倾向和心包炎患者。

（2）肝素化法（体外肝素化）：适用于有出血患者倾向。方法：动脉端输注肝素，静脉端给予等量鱼精蛋白中和肝素。

（3）边缘肝素化法（小剂量间歇肝素化法）：适用于某些有轻度出血倾向患者。

五、肝素剂量的选择

1.血液透析、血液滤过或血液透析滤过患者一般首剂量0.3～0.5mg/kg，追加剂量5～10mg/h，间歇性静脉注射或持续性静脉输注（常用），血液透析结束前30～60min停止追加。应依据患者的凝血状态个体化调整剂量。

2.血液灌流、血浆吸附或血浆置换患者一般首剂量0.5～1.0mg/kg，追加剂量10～20mg/h，间性静脉注射或持续性脉输注（常用），预期结束前30min停止追加。实施前给予40mg/L的肝素生理盐水预冲，保留20min后，再给予生理盐水

500ml冲洗，有助于增强抗凝效果。肝素剂量应依据患者的凝血状态个体化调整。

3.持续性肾脏替代治疗（CRRT） 采用前稀释的患者一般首剂量15～20mg，追加剂量5～10mg/h，静脉注射或持续性静脉输注（常用）；采用后稀释的患者，一般首剂量20～30mg，追加剂量8～15mg/h，静脉注射或持续性静脉输注（常用），治疗结束前30～60min停止追加。抗凝药物的剂量依据患者的凝血状态个体化调整，治疗时间越长，给予的追加剂量应逐渐减少。

六、护理指导

（1）使用肝素前评估患者有无出血倾向，认真查看病史，了解前一次的血液透析记录单（最近使用的抗凝剂及量），若患者最近有出血现象、手术或外伤史等，应立即通知医生并更改肝素用量。

（2）正确配置肝素液，并遵守两人核对制度，肝素剂量使用准确，确保透析治疗安全进行。

（3）血液透析过程中，严密观察患者的生命体征，有新的出血倾向，应停用肝素，用鱼精蛋白中和肝素（两者用量比例为1:1），也可改为无肝素透析。

（4）严密观察透析器、管路及血液的颜色变化，如血液颜色发黑、透析器中出现"黑线"、透析管路动静脉壶出现血凝块或泡沫，均可提示肝素用量不足，需要追加肝素。

（5）仔细观察透析机上的压力显示，如静脉压或跨膜压突然出现上升，则提示血路管和透析器严重凝血，应立即回血，更换管路和透析器。

（6）透析过程中，保证血流量200～300ml／min，一旦出现血流量不足，应及时处理，防止管路凝血。

（7）透析过程中，观察肝素泵是否正常推入，透析结束前30～60min应停止肝素追加。

（8）由于肝素具有反跳作用，透析结束后仍然会有凝血障碍，应告诉患者避免碰撞、擦伤、跌倒等外伤。若因不慎出现外伤，可局部按压止血；若出现皮下血肿，用冰袋外敷；若出血量大，进行上述处理后，应立即到医院就诊。

（9）血液透析后需要进行的创伤性检查和治疗，应在透析的4～6h后进行，如肌内注射易导致臀部血肿，注射后局部应压迫20～30min，患者行拔牙术，应在透析后1天以后进行。

（10）患者在透析间期，避免进食过烫、过硬的食物，注意保持大便通畅，不宜用力排便，防止诱发消化道出血。

（11）如果是穿刺内瘘血管的透析患者，应告知患者透析结束后注意观察穿刺局部有无疼痛、肿胀等不适，发现异常及时报告医生或护士，并及时处理。

（12）每位透析患者应定期监测血常规，一旦发现血小板、血红蛋白异常应立即停用肝素，改用其他抗凝方法。

第二节　小剂量肝素和局部肝素抗凝技术及护理

一、小剂量肝素

1.方法

血液透析前先测定APTT或ACT的基础值，首剂可给予肝素750U，3min后复查APTT或ACT，调整剂量使结果延长至基础值的140%，根据肝素剂量与APTT或ACT延长的时间成正比的规律来进行调整，维持剂量可予600U/h追加，每30分钟监测APTT或ACT，根据复查凝血指标进行剂量调整，直至透析结束。

2.适应证

适用于中、低出血倾向的透析患者。

3.护理指导

（1）血液透析过程中，应密切观察患者的血压、脉搏、心率，如发现患者生命体征改变或有新的出血倾向，应立即停用肝素并用鱼精蛋白中和，或改为无肝素透析。

（2）血液透析过程中，应每15～30min观察血液管路及动静脉压一次，并做好记录，密切观察血液管路与透析器是否有凝血现象，如静脉压升高提示抗凝不足，应行APTT或ACT检查，以调整肝素输注速度。

（3）应用小剂量肝素时，原则上透析管路及透析器均为一次性，可减少凝血机会。

（4）应用小剂量肝素时，应保证血流量为200～300ml/min，管路有抽吸现象时，查明原因及时处理，同时在透析过程中可不定时用生理盐水冲洗血液管路和透析器，不仅可稀释血液，也可观察血液管路和透析器有无凝血，但是在透析过程中应把补充的生理盐水要超滤掉。

（5）应用小剂量肝素时，一次透析时间不宜太长，一般在4小时。

（6）其他护理措施见常规肝素抗凝章节。

二、局部肝素抗凝

局部肝素抗凝是使透析器及动静脉管路抗凝，在血液回人体内之前用鱼精蛋白注射液中和肝素，减少肝素对全身的抗凝作用，达到减少患者出血危险的方法。

1.方法

（1）开始透析时不给首剂肝素。

（2）动脉端用肝素泵持续输入肝素，每小时的肝素量 = $0.003 \times QB \times 60$（QB：每分钟血流量），需维持透析器内LWCT在30分钟左右或ACT 250秒。

（3）静脉端用注射泵持续注入鱼精蛋白，肝素与鱼精蛋白的比例急性肾衰竭为1∶1，慢性肾衰竭为1∶1.2～1.5。

（4）在透析过程中，必须反复监测凝血时间，调整肝素与鱼精蛋白剂量。

2.适应证

适用于活动性出血、高危出血倾向患者。

3.缺点

①反跳现象。因肝素－鱼精蛋白复合物是一种不稳定的复合物，在血浆蛋白酶的作用下，鱼精蛋白的分解速度比肝素快，其结果是游离的肝素抗凝作用再现，引起患者出血，此称反跳现象。常发生在透析3～4h，也可长达18h。②鱼精蛋白的不良反应。因其过量由抗凝作用导致出血，有时出现过敏性皮疹，注射过快引起血压下降，脉搏缓慢及呼吸抑制。局部肝素抗凝因有上述缺点，临床上已被其他简单、安全、有效的抗凝技术所取代。

第三节　低分子肝素抗凝技术及护理

低分子肝素（Low Molecular Weight Heparin，LMWH）是把标准肝素（Standard Heparin，SHD）用不同的方法降解或筛选后获得的，提取的分子量4500～5000KD。它具有良好的抗凝作用，又减少出血倾向，半衰期为3～5h，因低分子肝素对血小板的功能明显小于肝素，与普通肝素相比，具有抗凝作用强、出血危险小、生物利用率高、半衰期长、使用方便等优点，是安全、有效、更适宜长期使用的抗凝剂，目前被临床广泛应用。

一、抗凝原理

低分子肝素主要通过抑制凝血因子Xa、XIIa等，但对凝血酶，凝血因子IX和因子XI无影响，所以部分凝血活酶时间和凝血酶原时间在用药后很少延长，从而降低出血的风险。

二、方法

透析前一般给予60～80IU/kg体重一次静脉注射。血液透析、血液灌流、血浆吸附或血浆置换的患者透析中无须追加剂量，CRRT患者可每4～6h给予30～40IU/kg静脉注射，治疗时间越长，给予的追加剂量适当减少。临床实践中，以低分子肝素作为抗凝剂时，有条件的单位应监测血浆抗凝血因子Xa活性，根据测定结果调整剂量。

三、适应证

（1）急性或慢性肾衰患者进行血液透析或血液滤过期间防止体外循环系统中发生凝血。

（2）中、高危出血倾向患者需进行血液净化治疗时所需的抗凝。

（3）预防普通外科手术或骨科手术的血栓栓塞性疾病。

（4）预防深部静脉血栓形成，治疗血栓栓塞性疾病。

四、护理指导

（1）定期监测血小板计数、抗Xa活性，如出现血小板减少，应立即停药。

（2）在临床上对易出现糖尿病并发症、高血压并发症的血液透析患者，选用抗凝剂应首选低分子量肝素而不用肝素。糖尿病易并发心、脑、肾、四肢、血管病变，其动脉粥样硬化发生率高，主要引起冠心病、缺血性或出血性脑血管病。视网膜病变是糖尿病微血管病变的又一重要表现，可分为非增殖型和增殖型两大类。前者主要表现为视网膜出血、渗出和视网膜静脉病变；后者在视网膜上出现新生血管，极易破裂出血，血块机化后，纤维组织牵拉，造成视网膜剥离，是糖尿病失明的主要原因。高血压患者最易出现脑血管意外。所以，在临床上抗凝剂应首选副作用小的低分子量肝素。

（3）对原有出血可能的危重患者，应用低分子量肝素也可能引起出血。所以，在应用低分子量肝素过程中要监测ACT，如有出血可能，立即停止透析，并使用拮抗剂。对这些患者，为安全考虑，可使用小剂量肝素或无肝素透析。

（4）对使用低分子量肝素的透析患者，应做好术后宣教。因为透析患者的凝血时间较正常人延长，术后易出血，所以要指导患者透析结束后正确按压穿刺点（根据每个患者不同情况选择按压时间的长短，如穿刺点需长时间按压才可止血，则下次透析低分子量肝素的使用量可适当调整）；血压偏高患者下机后应予观察和监测，待血压平稳后方可回家；如血压持续较高，应安排患者急诊治疗，严防并发症发生。同时，嘱患者如出现任何出血现象或不适（如头痛、视物模糊、肢体活动障碍、口角歪斜等），均应立即与医生取得联系并积极治疗。

（5）其他护理措施见常规肝素抗凝章节。

第四节 无抗凝药物透析技术及护理

有活动性出血或有高危出血危险的患者，禁忌使用肝素，需用无抗凝药物的透析技术，避免出血加重。

一、方法

（1）选择容量控制超滤透析机及生物相容性好的透析器，将管路及滤过器冲洗完毕后用肝素盐水循环20～40min，再用500ml生理盐水冲洗透析器及管路，完全弃去肝素盐水的预冲液。

（2）透析前常规监测凝血时间，了解患者的凝血功能。

（3）当患者建立体外循环后，根据患者血管条件，逐渐增加血流量至250～300ml／min。

二、护理指导

（1）选择好血管通路，在患者可耐受情况下，尽可能设置高血流量，至少在250ml／min，避免血流量不足造成血液凝固。

（2）做好解释工作，少饮水及含水多的食物，控制体重增长。

（3）为便于观察，动静脉壶的液面在2/3处较为合理。若发现有血凝块附着于动静脉管路的壁上，不可敲打管路，防止血凝块堵塞透析器。

（4）透析时，不应在动脉管路上输血或脂肪乳剂，否则会增加透析器凝血概率。

（5）密切观察病人生命体征、动脉压、静脉压、动静脉滤网及血液颜色的变化，静脉压或跨膜压上升提示凝血的可能，做好随时回血下机准备，以防透析器、管路凝血引起病人失血。

第五节　其他抗凝技术及护理

一、枸橼酸钠

枸橼酸钠局部抗凝（Regional Citrate Anticoagulation，RCA）是另一种无肝素抗凝法，它是通过降低体外循环中血浆钙离子浓度达到抗凝作用的。由于枸橼酸钠局部抗凝技术安全、有效、简便，克服了肝素全身抗凝引起的出血并发症，故临床应用逐渐增多，技术也日趋完善。与无肝素抗凝比较，不需要增加血流量，故存在血流动力学不稳定时也可应用。

（一）抗凝原理

枸橼酸钠能与血中游离钙螯合生成难以解离的可溶性复合枸橼酸钙，使血中钙离子减少，阻止凝血酶原转化为凝血酶，从而起到抗凝作用。

（二）方法

1.溶液。枸橼酸钠配成5%溶液，氯化钙配成10%溶液，取10%氯化钙溶液50ml加入生理盐水100ml备用。用输液泵将枸橼酸钠溶液输入动脉血路，氯化钙溶液从外周静脉输入。

用于血液透析、血液滤过、血液透析滤过或CRRT患者。枸橼酸含量为4%～46.7%，以临床常用的一般给予4%枸橼酸钠为例，4%枸橼酸钠180ml/h滤器前持续注入，控制滤器后的游离钙离子浓度0.25～0.35mmol/L；在静脉端给予0.056mmol/L氯化钙生理盐水液（10%氯化钙80ml加入到1000ml生理盐水中）40ml/h，控制患者体内游离钙离子浓度1.0～1.35mmol/L，直至血液净化治疗结束。也可采用枸橼酸置换液实施。重要的是，临床应用局部枸橼酸钠抗凝时，需要考虑患者实际血流量，并应依据游离钙离子的检测相应调整枸橼酸钠（或枸橼酸置换液）和氯化钙生理盐水液的输入速度。

2.使用方法。枸橼酸钠浓度为160～1600 mmol／L，血液进入透析器时枸橼酸钠浓度维持在2.5～5 mmol／L，可以获得满意的体外循环抗凝效果。枸橼酸钠溶液从透析管路的动脉血路端输入，但使用时必须用输液泵控制和调节输入速度。氯化钙溶液从外周静脉输入，并定时监测血浆总钙浓度在正常范围内。目前临床上也可用输血保养液替代，1000ml的输血保养液含枸橼酸钠22.0g、枸橼酸8.0g。枸橼酸钠浓度应为160～1600mmol/L，血液进入透析器时枸橼酸钠浓度维持在2.5～5mmol/L，即可获得满意的体外抗凝效果。枸橼酸钠从血液透析管路的动脉端输入，使用时可用输液泵调整和控制输入速度。局部枸橼酸钠抗凝时透析液可采用无钙透析液或普通含钙透析液。采用无钙透析液时，枸橼酸钠从血液透析管路的动脉端输入，如补充钙剂则从患者的外周静脉输入；采用普通含钙透析液时，枸橼酸钠从血液透析管路的动脉端输入，但不需要补充钙，直至透析结束。

（三）适应证

1.活动性出血或高危出血患者。

2.肝素应用时引起血小板减少症、过敏反应等严重副作用的患者。

3.存在血流动力学不稳定的透析患者。

（四）护理指导

1.血液进入透析器时枸橼酸钠保持在2.5～5mmol，即可获得满意的体外抗凝效果。

2.应用无钙透析液时，枸橼酸钠用输液泵从动脉端输入，钙剂用输液泵从外周静脉输入；采用普通含钙透析液，则不需补钙。

3.透析中应密切观察患者生命体征、管路及动静脉压力，观察管路和透析器是否有凝血现象，一旦发现透析器管路颜色变深，或静脉压变化异常，应立即采取防止凝血措施，并行ACT检查，以调整枸橼酸钠输注速度。

4.透析期间患者应有心电监护，询问患者有无唇周、四肢发麻以及肌肉抽搐、痉挛等低钙症状，高危患者应监测血钙，一旦发生低血钙症状，应迅速降低或停止枸橼酸钠的输注。

5.使用枸橼酸钠透析前，准备好患者周围静脉通路，防止低钙血症的发生。若发生低钙血症时，不能从透析管路的动静脉端推注钙剂，避免枸橼酸与钙剂结合发生凝血。

6.枸橼酸钠浓度较低时，所用枸橼酸钠溶液的量增多，应适当增加脱水量。预防容量负荷过重，增加心脏负担。

（五）枸橼酸钠的并发症

1.高钠血症。1mmol枸橼酸钠含3mmol钠，应用枸橼酸钠抗凝透析时，注意调整钠的浓度，防止高钠血症发生。

2.代谢性碱中毒。枸橼酸钠进入机体参与三羧酸循环，生成碳酸氢根，1mmol枸橼酸钠代谢生成3mmol碳酸氢根。故透析中适当调整透析液中碳酸盐浓度，防止代谢性碱中毒发生。

3.低钙血症。发生率为5%～10%，常见于患者有低钙血症又使用无钙透析液，或有严重的代谢性酸中毒，透析中纠正酸中毒时降低了血钙。所以应用枸橼酸钠抗透析前监测患者有无酸中毒和低钙血症，透析期间注意监测血钙浓度，建立静脉通路防止低钙血症发生，必要时进行心电监护。

4.凝血枸橼酸钠抗凝透析时，严密监测ACT或观察体外凝血情况，防止凝血发生。

二、阿加曲班注射液

阿加曲班（argatroban injection）可直接与凝血酶催化活性位点可逆性结合，灭活凝血酶的活性，其作用不依赖于抗凝血酶Ⅲ，而对凝血酶的产生没有直接作用。阿加曲班不仅灭活相应凝血酶，还能灭活与纤维蛋白血栓结合的凝血酶，具有良好的抗纤维蛋白形成和抗血小板聚集作用。此外，阿加曲班通过抑制凝血因子Ⅴa、Ⅷa活性间接抑制凝血酶生成；对凝血因子Ⅹ和纤溶酶额抑制作用很小，不引起出血时间的延长；对血小板功能无影响，不导致血小板减少症的发生。还具有调节内皮细胞功能，抑制血管收缩，下调各种导致炎症因子的作用。

阿加曲班注射液适用血液透析、血液滤过、血液透析滤过或CRTT患者，一般首剂量250ug/kg、追加剂量2ug／（kg·min），或2ug／（kg·min）持续滤器前输注；CRRT患者给予1～2ug（kg·min）持续滤器前输注；血液净化治疗结束前20～30min停止追加。应依据患者血浆部分活化凝血酶原时间（APTT）或活化凝血时间（ACT）的监测来调整剂量。

阿加曲班副作用是出血性脑梗死、脑出血、消化道出血、休克及过敏性休克等，使用过程中进行密切观察患者的反应，一旦发现异常情况应终止给药，进行适当的处理。

（甘月红　肖清英　殷慧敏）

第八章　血液净化操作规范

第一节　血液透析（HD）操作流程

（一）操作步骤

1.物品准备

血液透析器、血液透析管路、穿刺针、无菌治疗巾、生理盐水、碘伏和棉签等消毒物品、止血带、一次性手套、透析液等。

2.开机自检

①检查透析机电源线连接是否正常。

②打开机器电源总开关。

③按照要求进行机器自检，机器自检前应核对 A、B 浓缩透析液浓度、有效期；检查 A、B 透析液连接。

3.血液透析器和管路的安装

①检查血液透析器及透析管路有无破损，外包装是否完好。

②查看有效日期、型号。

③按照无菌原则进行操作。

④安装管路顺序按照体外循环的血流方向依次安装。

4.密闭式预冲

①启动透析机血泵 80~100ml/min，用生理盐水先排净透析管路和透析器血室（膜内）气体。生理盐水流向为动脉端→透析器→静脉端，不得逆向预冲，预冲液不少于800 ml。

②调整血泵速度至200~300ml/min，进行膜外预冲，膜外预冲结束后，调整血泵速度至100ml/min待上机。

③冲洗完毕后根据医嘱设置治疗参数。

④生理盐水预冲量应严格按照透析器说明书中的要求，推荐预冲生理盐水直接流入废液收集袋中，并且废液收集袋放于机器液体架上，不得低于操作者腰部以下；不建议预冲生理盐水直接流入开放式废液桶中。

5.建立体外循环（上机）

1）动静脉内瘘穿刺

①检查血管通路:有无红肿、渗血、硬结，并摸清血管走向和搏动。

②选择穿刺点后，使用含碘消毒剂以穿刺点为中心，直径大于10cm对动静脉穿刺区域分别消毒两遍，穿刺一个部位消毒一个部位。

③根据血管的粗细和血流量要求等选择穿刺针。

④采用阶梯式、纽扣式等方法，以合适的角度穿刺血管。

先穿刺静脉，应根据医嘱推注首剂量肝素（使用低分子肝素作为抗凝剂，应根据医嘱上机前静脉一次性注射）、再穿刺动脉，以动脉端穿刺点距动静脉内瘘口3cm 以上、动静脉穿刺点的距离 10 cm 以上为宜，绳梯式穿刺每次穿刺点与上次穿刺点距离>0.5cm，固定穿刺针。

2）中心静脉留置导管连接

①准备碘伏消毒棉签和医用垃圾袋。

②打开静脉导管外层敷料。

③患者佩戴口罩并头偏向对侧，将无菌治疗巾垫于静脉导管下。

④取下静脉导管内层敷料，将导管放于无菌治疗巾上。

⑤分别消毒导管和导管夹子，放于无菌治疗巾内。

⑥先检查导管夹子处于夹闭状态，再取下导管肝素帽。

⑦分别消毒导管接头。

⑧ 用注射器回抽导管内封管肝素，推注在纱布上检查是否有凝血块，回抽量为动、静脉管各 2 ml 左右。如果导管回抽血流不畅时，认真查找原因，严禁使用注射器用力推注导管腔。

⑨根据医嘱从导管静脉端推注首剂量肝素（使用低分子肝素作为抗凝剂，应根据医嘱上机前静脉一次性注射），连接体外循环。

⑩医疗污物放于医疗垃圾桶中。

6.血液透析中的监测

1）体外循环建立后，立即测量血压、脉搏，询问患者的自我感觉，详细记录在血液透析记录单上。

2）自我查对

（1）按照体外循环管路走向的顺序，依次查对体外循环管路系统各连接处和管路开口处，未使用的管路开口应处于加帽密封和夹闭管夹的双保险状态。

（2）根据医嘱查对机器治疗参数。

（3）双人查对:自我查对后，与另一名护士同时再次查对上述内容，并在治疗记录单上签字。

（4）血液透析治疗过程中，每小时 1 次仔细询问患者自我感觉，测量血压、脉搏，观察穿刺部位或置管处有无渗血，穿刺针有无脱出移位，各衔接口是否衔接紧密，并准确记录。

（5）如果患者血压、脉搏等生命体征出现明显变化，应随时监测，必要时给予心电监护。

（6）密闭式回血下机

①调整血液流量至 50 ~ 100 ml/min。

②打开动脉端预冲侧管，用生理盐水将残留在动脉侧管内的血液回输到动脉壶。

③关闭血泵，靠重力将动脉侧管近心侧的血液回输入患者体内。

④夹闭动脉管路夹子和动脉穿刺针处夹子。

⑤打开血泵，用生理盐水全程回血。回血过程中，可使用双手揉搓滤器，但不得用手挤压静脉端管路。当生理盐水回输至静脉壶、安全夹自动关闭后，停止继续回血。不宜将管路从安全夹中强制取出，将管路液体完全回输至患者体内（否则易发生凝血块入血或空气栓塞）。

⑥夹闭静脉管路夹子和静脉穿刺针处夹子。

⑦先拔出动脉内瘘针，再拔出静脉内瘘针，压迫穿刺部位 2～3 min。用弹力绷带或胶布加压包扎动、静脉穿刺部位 10～20 min 后，检查动、静脉穿刺针部位无出血或渗血后松开包扎带。

注意：按压松紧适度，能摸到内瘘震颤。

⑧整理用物。

⑨测量生命体征，记录，签名。

⑩治疗结束嘱患者平卧 10～20 min，生命体征平稳，穿刺点无出血。

⑪向患者交代注意事项，送患者离开血液净化中心。

第二节　血液透析滤过（HDF）操作流程

1.物品准备：血液滤过器、血液滤过管路、安全导管（补液装置）、穿刺针、无菌治疗巾、生理盐水、一次性冲洗管、消毒物品、止血带、一次性手套、透析液等。

2.开机自检

（1）检查透析机电路连接是否正常。

（2）打开机器电源总开关。

（3）按照要求进行机器自检。

3.血液滤过器和管路的安装

（1）检查血液滤过器及管路有无破损，外包装是否完好。

（2）查看有效日期、型号。

（3）按照无菌原则进行操作。

（4）安装管路顺序按照体外循环的血流方向依次安装。

（5）置换液连接管安装按照置换液流向顺序安装。

4.密闭式预冲

（1）静脉端向上安装血液滤过器，滤出液口放置在滤器上方。

（2）启动透析机血泵 80～100 ml/min，用生理盐水先排净管路和血液滤过器血室气体。生理盐水流向为动脉端→透析器→静脉端，不得逆向预冲。

（3）机器在线预冲通过置换液连接管使用机器在线产生的置换液按照体外循环血流方向密闭冲洗。

（4）生理盐水预冲量应严格按照血液滤过器说明书中的要求；若需要进行闭式循环或肝素生理盐水预冲，应在生理盐水预冲量达到后再进行。

（5）推荐预冲生理盐水直接流入废液收集袋中，并且废液收集袋放于机器液体架上，不得低于操作者腰部以下；不建议预冲生理盐水直接流入开放式废液桶中。

（6）冲洗完毕后根据医嘱设置治疗参数。

5.建立体外循环（上机）

1）血管通路准备

（1）动静脉内瘘穿刺

①检查血管通路:有无红肿，渗血，硬结；并摸清血管走向和搏动。

②选择穿刺点后，用碘伏消毒穿刺部位。

③根据血管的粗细和血流量要求等选择穿刺针。

④采用阶梯式、纽扣式等方法，以合适的角度穿刺血管。先穿刺静脉，再穿刺动脉，动脉端穿刺点距动静脉内瘘口3cm 以上、动静脉穿刺点的距离10cm 以上为宜，绳梯式穿刺每次穿刺点与上次穿刺点距离>0.5cm，固定穿刺针。

⑤根据医嘱推注首剂量肝素（使用低分子肝素作为抗凝剂，应根据医嘱上机前静脉一次性注射）。

（2）中心静脉留置导管连接

①准备碘伏消毒棉签和医用垃圾袋。

②打开静脉导管外层敷料。

③患者佩戴口罩并头偏向对侧，将无菌治疗巾垫于静脉导管下。

④取下静脉导管内层敷料，将导管放于无菌治疗巾上。

⑤分别消毒导管和导管夹子，放于无菌治疗巾内。

⑥先检查导管夹子处于夹闭状态，再取下导管肝素帽。

⑦分别消毒导管接头。

⑧用注射器回抽导管内封管肝素液，推注在纱布上检查是否有凝血块，回抽量为动、静脉管各 2 ml 左右。如果导管回抽血流不畅时，认真查找原因，严禁使用注射器用力推注导管腔。

⑨根据医嘱从导管静脉端推注首剂量肝素（使用低分子肝素作为抗凝剂，应根据医嘱上机前静脉一次性注射），连接体外循环。

⑩置换液设置：前稀释一般为血流量的1/2，置换量不低于40~50L；后稀释一般为血流量的1/3，置换量为20~30L。

⑪医疗污物放于医疗垃圾桶中。

2）血液滤过中的监测

（1）体外循环建立后，立即测量血压、脉搏，询问患者的自我感觉，详细记录在血液滤过记录单上。

（2）自我查对

①按照体外循环管路走向的顺序，依次查对体外循环管路系统各连接处和管路开口处，未使用的管路开口应处于加帽密封和夹闭管夹的双保险状态。

②根据医嘱查对机器治疗参数。

（3）双人查对:自我查对后，与另一名护士同时再次查对上述内容，并在治疗记录单上签字。

（4）血液滤过治疗过程中，每小时1次仔细询问患者自我感觉，测量血压、脉搏，观察穿刺部位或置管处有无渗血、穿刺针有无脱出移位，各衔接口是否衔接紧密并准确记录。

（5）如果患者血压、脉搏等生命体征出现明显变化，应随时监测，必要时给予心电监护。

（6）密闭式回血下机

①调整血液流量至 50 ~ 100ml/min。

②打开动脉端预冲侧管，用生理盐水将残留在动脉侧管内的血液回输到动脉壶。

③关闭血泵，靠重力将动脉侧管近心侧的血液回输入患者体内。

④夹闭动脉管路夹子和动脉穿刺针处夹子。

⑤打开血泵，用生理盐水全程回血。回血过程中，可使用双手揉搓滤器，但不得用手挤压静脉端管路。当生理盐水回输至静脉壶、安全夹自动关闭后，停止继续回血。不宜将管路从安全夹中强制取出，将管路液体完全回输至患者体内（否则易发生凝血块入血或 空气栓塞）。

⑥夹闭静脉管路夹子和静脉穿刺针处夹子。

⑦先拔出动脉内瘘针，再拔出静脉内瘘针，压迫穿刺部位 2 ~ 3min。用弹力绷带 或胶布加压包扎动、静脉穿刺部位10 ~ 20min 后，检查动、静脉穿刺针部位无出血或渗血后，根据患者情况松开包扎带。

⑧整理用物。测量生命体征，记录治疗单，签名。

⑨治疗结束嘱患者平卧 10 ~ 20min，生命体征平稳，穿刺点无出血，听诊内瘘杂音良好。

⑩向患者交代注意事项，送患者离开血液净化中心。

第三节　血浆置换（TPE）操作流程

1.血浆置换前准备

（1）准备并检查设备运转情况:按照设备出厂说明书进行。

（2）按照医嘱配置置换液。

（3）查对患者姓名，检查患者的生命体征并记录。

（4）给予患者抗凝剂。

（5）根据病情需要确定单重或双重血浆置换。

2.单重血浆置换流程

（1）开机，机器自检，按照机器要求进行管路连接，预冲管路及血浆分离器。

（2）根据病情设置血浆置换参数；设置各种报警参数。

（3）置换液的加温 血浆置换术中患者因输入大量液体，如液体未经加温输入后易致畏寒、寒战，故所备的血浆等置换液需经加温后输入，应干式加温。

（4）血浆置换治疗开始时，全血液速度宜慢，观察 2～5 min，无反应后再以正常速度运行。通常全血血浆分离器的血流速度为 80～150 ml/min。

（5）密切观察患者生命体征，包括每30min 测血压、心率等。

（6）密切观察机器运行情况，包括全血流速、血浆流速、动脉压、静脉压、跨膜压变化等。

（7）置换达到目标量后回血，观察患者的生命体征，记录病情变化及血浆置换治疗参数和结果

3.PrismaFLEX简易操作流程图——TPE上机流程

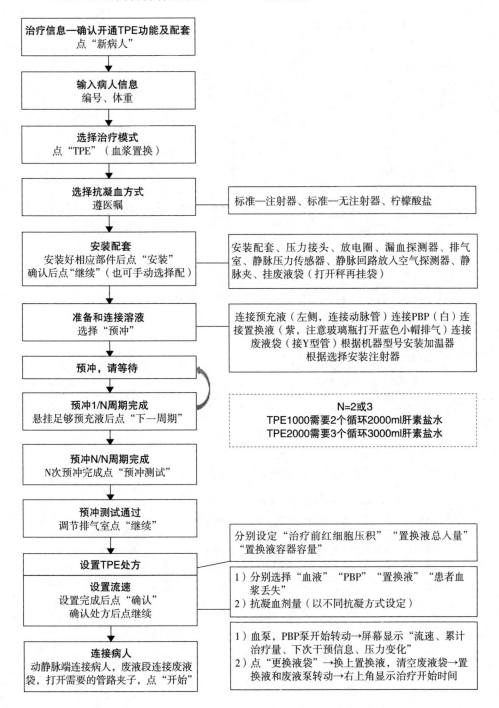

治疗信息—确认开通TPE功能及配套
点"新病人"

输入病人信息
编号、体重

选择治疗模式
点"TPE"（血浆置换）

选择抗凝血方式
遵医嘱 —— 标准—注射器、标准—无注射器、柠檬酸盐

安装配套
安装好相应部件后点"安装"
确认后点"继续"（也可手动选择配） —— 安装配套、压力接头、放电圈、漏血探测器、排气室、静脉压力传感器、静脉回路放入空气探测器、静脉夹、挂废液袋（打开秤再挂袋）

准备和连接溶液
选择"预冲" —— 连接预充液（左侧，连接动脉管）连接PBP（白）连接置换液（紫，注意玻璃瓶打开蓝色小帽排气）连接废液袋（接Y型管）根据机器型号安装加温器根据选择安装注射器

预冲，请等待

预冲1/N周期完成
悬挂足够预充液后点"下一周期" —— N=2或3
TPE1000需要2个循环2000ml肝素盐水
TPE2000需要3个循环3000ml肝素盐水

预冲N/N周期完成
N次预冲完成点"预冲测试"

预冲测试通过
调节排气室点"继续" —— 分别设定"治疗前红细胞压积""置换液总入量""置换液容器容量"

设置TPE处方
设置流速
设置完成后点"确认"
确认处方后点继续 —— 1）分别选择"血液""PBP""置换液""患者血浆丢失"
2）抗凝血剂量（以不同抗凝方式设定）

连接病人
动静脉端连接病人，废液段连接废液袋，打开需要的管路夹子，点"开始" —— 1）血泵，PBP泵开始转动→屏幕显示"流速、累计治疗量、下次干预信息、压力变化"
2）点"更换液袋"→换上置换液，清空废液袋→置换液和废液泵转动→右上角显示治疗开始时间

4.TPE下机流程

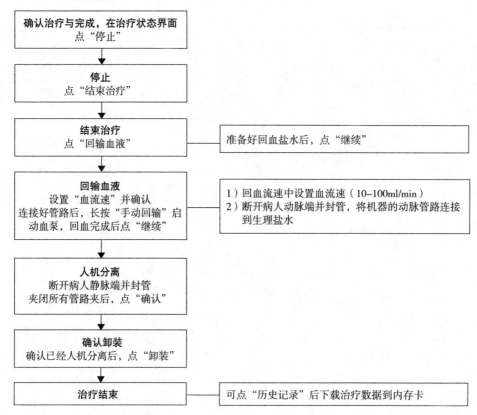

确认治疗与完成，在治疗状态界面
点"停止"

停止
点"结束治疗"

结束治疗
点"回输血液" —— 准备好回血盐水后，点"继续"

回输血液
设置"血流速"并确认
连接好管路后，长按"手动回输"启
动血泵，回血完成后点"继续"
—— 1）回血流速中设置血流速（10-100ml/min）
2）断开病人动脉端并封管，将机器的动脉管路连接到生理盐水

人机分离
断开病人静脉端并封管
夹闭所有管路夹后，点"确认"

确认卸装
确认已经人机分离后，点"卸装"

治疗结束 —— 可点"历史记录"后下载治疗数据到内存卡

★注 意★

①本治疗时通过PBP输注的液体将不计算在Prismaflex的平衡系统内，也就是说通过PBP输注的液体应纳入病人的补液量。

②预冲时如换液（紫）使用瓶装盐水请务必打开蓝色小帽排气。

③更换置换液时需输入置换液容器的容量。由于TPE治疗时Prismaflex系统采用容量控制，在输入"置换液容量"时要注意输入量必须小于或等于置换液的实际容量，以避免空气进入配套。

④因血浆的比重（容量和重量1ml>1g）要大于普通置换液（1ml=1g），在计算置换液容量时，不可以完全相信容器上所标示容量，必须用秤称重测量容器袋子和置换液重量，再把重量乘以0.8转换成容量。才可输入系统（例：150g鲜冻血浆（连袋子重量）×0.8=120ml容量，实际输入"置换液容量"=120ml）。

注意：此资料仅供参考，一切以中英文操作手册原文为准

第四节 血液灌流（HP）操作流程

一、PrismaFLEX简易操作流程图——HP

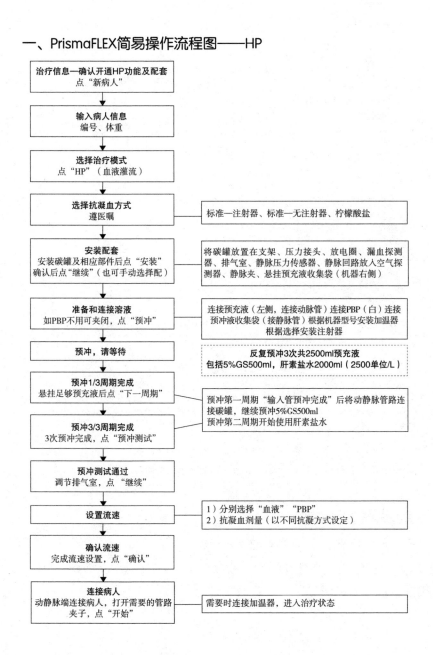

治疗信息—确认开通HP功能及配套
点"新病人"

↓

输入病人信息
编号、体重

↓

选择治疗模式
点"HP"（血液灌流）

↓

选择抗凝血方式
遵医嘱 —— 标准—注射器、标准—无注射器、柠檬酸盐

↓

安装配套
安装碳罐及相应部件后点"安装"
确认后点"继续"（也可手动选择配） —— 将碳罐放置在支架、压力接头、放电圈、漏血探测器、排气室、静脉压力传感器、静脉回路放入空气探测器、静脉夹、悬挂预充液收集袋（机器右侧）

↓

准备和连接溶液
如PBP不用可夹闭，点"预冲" —— 连接预充液（左侧，连接动脉管）连接PBP（白）连接预冲液收集袋（接静脉管）根据机器型号安装加温器 根据选择安装注射器

↓

预冲，请等待 —— 反复预冲3次共2500ml预充液 包括5%GS500ml，肝素盐水2000ml（2500单位/L）

↓

预冲1/3周期完成
悬挂足够预充液后点"下一周期"

↓ —— 预冲第一周期"输入管预冲完成"后将动静脉管路连接碳罐，继续预冲5%GS500ml 预冲第二周期开始使用肝素盐水

预冲3/3周期完成
3次预冲完成，点"预冲测试"

↓

预冲测试通过
调节排气室，点"继续"

↓

设置流速 —— 1）分别选择"血液""PBP" 2）抗凝血剂量（以不同抗凝方式设定）

↓

确认流速
完成流速设置，点"确认"

↓

连接病人
动静脉端连接病人，打开需要的管路夹子，点"开始" —— 需要时连接加温器，进入治疗状态

下机流程

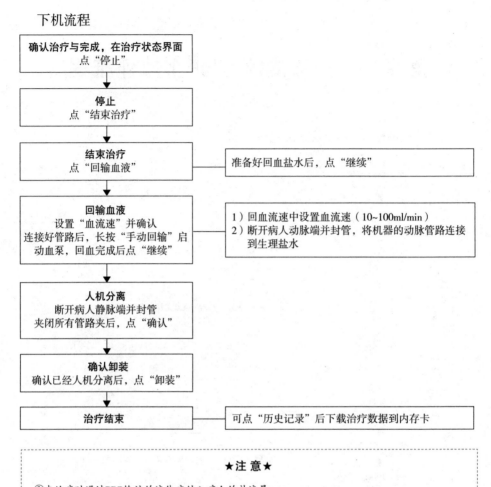

★注 意★

①本治疗时通过PBP输注的液体应纳入病人的补液量。

②应严格按照先糖后盐的顺序预冲灌流器配套，先用葡萄糖溶液预冲灌流器配套以预防患者低血糖的发生，再用肝素盐水预冲灌流器配套。

注意：此资料仅供参考，一切以中英文操作手册原文为准

二、HA血液灌流护理操作

（一）HA血液灌流器静态肝素化处理

1.抽取肝素：使用一次性注射器（规格5ml），抽取肝素注射液（100mg，2ml，12500 IU）

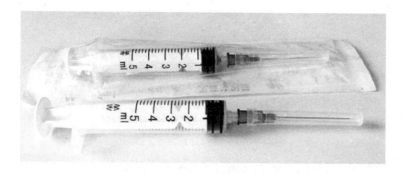

2.拍打、开螺帽：轻拍灌流器后，打开灌流器上端保护螺帽，将打开的保护螺帽放置于无菌治疗巾内。

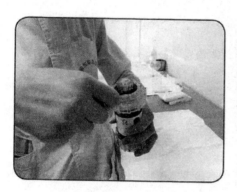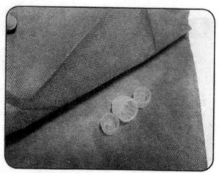

3.肝素注射：将抽取的肝素注射液去除针头，直接注入灌流器内保存液中。（注：注射器插入灌流器血嘴，插紧后，竖直放置灌流器，回抽注射器，将灌流器中的气体抽入注射器中，松开抽动注射器的手，因灌流器内形成负压，松手后肝素会被自动吸入灌流器中。）

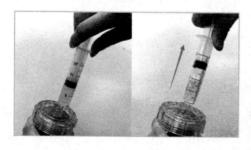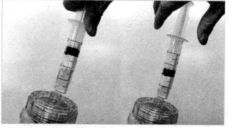

4.螺帽复位拧紧：取出治疗巾中的保护螺帽，覆盖拧紧。

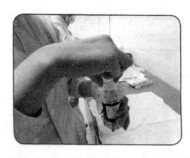

5.标注标签：在灌流器标签上注明加入抗凝剂的药名、剂量、时间。

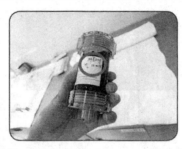

6.翻转静置待用：将灌流器上下180°缓慢反转10次，约20秒，至液体完全浸润树脂。将灌流器放置于无菌治疗巾内，静置30分钟，待用。

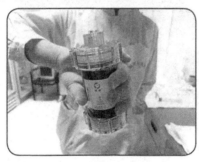
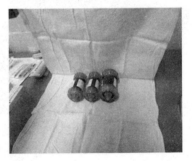

二、HA灌流器预冲步骤

1.将动脉端管路与生理盐水相连接。

2.启动血泵100ml/min，将动脉端管路充满生理盐水。

3.取出静态肝素化的灌流器；一端连动脉端管路，另一端连静脉端管路。

4.启动血泵200~300ml/min，轻拍灌流器，排净里面气体，预冲生理盐水量2000ml，排出液排放至废液收集袋中。

三、一分钟排气法手法

第一步（约10s）：水平持握血灌，以频率为2~3次/s的10N敲击力（拎起500 ml矿泉水大概是10N的力，即约1kg物体的重力）敲击动脉端螺母底面的0~3点钟位置；

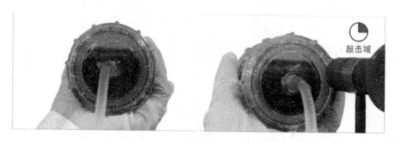

第二步（约30s）：垂直持握血灌，以频率为2~3次/s的2N敲击力敲击静脉端螺母侧面；

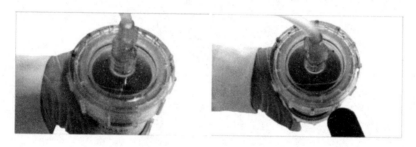

第三步（约20s）：与水平成30°角持握灌流器，以频率为2~3次/s的10N敲击力敲击动脉端螺母底面11~1点钟位置。

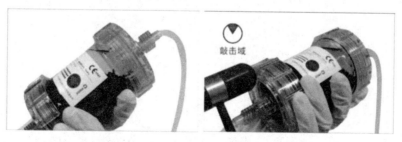

四、上机治疗

1.参数设置：血液流速：150~250 ml/min，治疗时间120~150min；

2.抗凝：普通肝素首剂0.5~1.0 mg/kg，追加10~20mg/h；低分子肝素60~80 IU/

kg；无须追加。根据患者具体凝血功能，进行个体化抗凝方案治疗。

五、血液灌流治疗结束与回血

采用生理盐水回血方法，同《血液净化标准操作规程（2010年版）》中血液透析回血操作，回血完毕，将灌流器撤掉。切记回血操作时，灌流器要倒置（灌流器动脉端朝上），利用重力作用，提高回血效率，以减少回血使用的盐水量。

第五节　连续性血液净化（CRRT）操作流程

一、PrismaFLEX简易操作流程图——CRR

上机流程

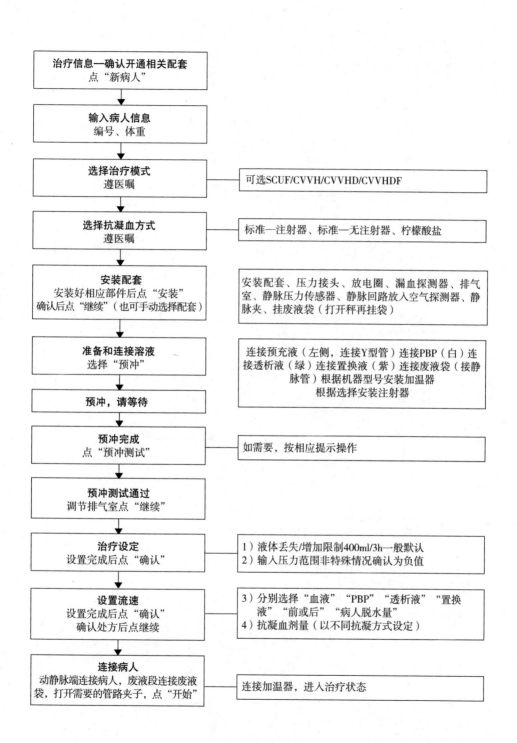

治疗信息—确认开通相关配套
点"新病人"

输入病人信息
编号、体重

选择治疗模式
遵医嘱 — 可选SCUF/CVVH/CVVHD/CVVHDF

选择抗凝血方式
遵医嘱 — 标准—注射器、标准—无注射器、柠檬酸盐

安装配套
安装好相应部件后点"安装"
确认后点"继续"（也可手动选择配套） — 安装配套、压力接头、放电圈、漏血探测器、排气室、静脉压力传感器、静脉回路放入空气探测器、静脉夹、挂废液袋（打开秤再挂袋）

准备和连接溶液
选择"预冲" — 连接预充液（左侧，连接Y型管）连接PBP（白）连接透析液（绿）连接置换液（紫）连接废液袋（接静脉管）根据机器型号安装加温器
根据选择安装注射器

预冲，请等待

预冲完成
点"预冲测试" — 如需要，按相应提示操作

预冲测试通过
调节排气室点"继续"

治疗设定
设置完成后点"确认" — 1）液体丢失/增加限制400ml/3h一般默认
2）输入压力范围非特殊情况确认为负值

设置流速
设置完成后点"确认"
确认处方后点继续 — 3）分别选择"血液""PBP""透析液""置换液""前或后""病人脱水量"
4）抗凝血剂量（以不同抗凝方式设定）

连接病人
动静脉端连接病人，废液段连接废液袋，打开需要的管路夹子，点"开始" — 连接加温器，进入治疗状态

下机流程

```
确认治疗已完成，在治疗状态界面
       点"停止"
          │
          ▼
        停止
     点"结束治疗"
          │
          ▼
       结束治疗          ──────  准备好回血盐水后，点"继续"
     点"回输血液"
          │
          ▼
       回输血液          ──────  1）回血流速中设置血流速（10-100ml/min）
  设置"血流速"并确认             2）断开病人动脉端并封管，将机器的动脉管路连接
连接好管路后，长按"手动回输"启             到生理盐水
动血泵，回血完成后点"继续"
          │
          ▼
       人机分离
   断开病人静脉端并封管
夹闭所有管路夹后，点"确认"
          │
          ▼
       确认卸装
 确认已经人机分离后，点"卸装"
          │
          ▼
       治疗结束          ──────  可点"历史记录"后下载治疗数据到内存卡
```

★注 意★

①上机前判断秤有误偏差。

②Priamsflex未安装配套之前，秤上不可悬挂任何东西，更换任何液袋都要现将秤拉出，更换液袋时请注意秤开关到位。

③随时注意排气室液面是否维持在正常位置，如需要冲洗管路，请严格预防空气进入管路。

④报警发生时请勿直接按"断连接"键。

⑤报警无法排除时，请回血后再寻求协助，防止配套凝血。

⑥若无法由机器自动回血，请改成手动回血。

⑦手动回血4步骤：a.关掉机器左侧的I/O开关；b.将静脉管路拉出静脉夹；c.将动脉管路接生理盐水；d.用工具转动血泵回血（手动回血过程中，机器的病人保护警报不工作，请留意血路中是否有空气或血栓）。

注意：此资料仅供参考，一切以中英文操作手册原文为准

二、连续性血液净化（CRRT）操作示范

操作规范以 CVVHDF 模式，肝素抗凝为例。

（一）治疗前准备

1.准备置换液、生理盐水、肝素溶液、注射器、消毒液、无菌纱布及棉签等物品。

2.操作者按卫生学要求着装，然后洗手、戴帽子、口罩、手套。

3.检查并连接电源，打开机器电源开关。

4.根据机器显示屏提示步骤，逐步安装 CRRT 血滤器及管路，安放置换液袋，连接置换液、生理盐水预冲液、抗凝用肝素溶液及废液袋，打开各管路夹。

5.进行管路预冲及机器自检。如未通过自检，应通知技术人员对CRRT机进行检修。

6.CRRT 机自检通过后，检查显示是否正常，发现问题及时对其进行调整。关闭动脉夹和静脉夹。

（二）治疗开始

1.设置血流量、置换液流速、透析液流速、超滤液流速及肝素输注速度等参数，此时血流量设置在 100 ml/min 以下为宜。

2.打开患者留置导管封帽，用消毒液消毒导管口，抽出导管内封管溶液并注入生理盐水冲洗管内血液，确认导管通畅后从静脉端给予首剂量肝素。

3.将管路动脉端与导管动脉端连接，打开管路动脉夹及静脉夹，按治疗键，CRRT 机开始运转，放出适量管路预冲液后停止血泵，关闭管路静脉夹，将管路静脉端与导管静脉端连接后，打开夹子，开启血泵继续治疗。如无须放出管路预冲液，则在连接管路与导管时将动脉端及静脉端一同接好，打开夹子进行治疗即可。用止血钳固定好管路，治疗巾遮盖好留置导管连接处。

4.逐步调整血流量等参数至目标治疗量，查看机器各监测系统处于监测状态，整理用物。

（三）治疗过程中的监护

1.检查管路是否紧密、牢固连接，管路上各夹子松开，回路各开口关 / 开到位。

2.机器是否处于正常状态:绿灯亮，显示屏开始显示治疗量。

3.核对患者治疗参数设定是否正确。准确执行医嘱。

4.专人床旁监测，观察患者状态及管路凝血情况，记录各项生命征监测参数，每小时记录一次治疗参数及治疗量，核实是否与医嘱一致。

5.根据机器提示，及时补充肝素溶液、倒空废液袋、更换管路及透析器。

6.发生报警时，迅速根据机器提示进行操作，解除报警。如报警无法解除且血泵停止运转，则立即停止治疗，手动回血，并速请维修人员到场处理。

（四）治疗结束

1.需要结束治疗时，准备生理盐水、消毒液、无菌纱布、棉签等物品。

2.按结束治疗键，停血泵，关闭管路及留置导管动脉夹，分离管路动脉端与留置导管动脉端，将管路动脉端与生理盐水连接，将血磅流速减至 100 ml/min 以下，开启血泵回血。

3.回血完毕停止血泵，关闭管路及留置导管静脉夹，分离管路静脉端与留置导管静脉端。

4.消毒留置导管管口，生理盐水冲洗留置导管管腔，根据管腔容量封管，包扎固定。

5.根据机器提示步骤，卸下透析器、管路及各液体袋。关闭电源，擦净机器，推至保管室内待用。

（殷惠敏　罗小娟　甘晓英）

第九章　急性期及远期并发症的预防与处理

第一节　急性并发症

在血液透析过程中或血液透析结束时发生的与透析相关的并发症称为急性并发症。

一、低血压

是指透析中收缩压下降大于20mmHg 或平均动脉压降低 10mmHg 以上，并有低血压症状[1]。

（一）常见原因

（1）透析治疗相关原因

①有效血容量减少最为常见。发生于透析开始后1h的血压下降为透析早期低血压，主要原因是体外循环血流量减少，血管的收缩反应低下，引起有效血容量不足所致，多见于年老体弱、心血管不稳定的透析诱导期患者。透析中、后期低血压，多见于超滤量过多、过快。

②透析液渗透压过低、钠浓度过低或温度过高。

③透析膜的生物相容性较差。

（2）患者自身原因

①透析前使用降压药。

②透析间期体重增长过多，导致单位时间脱水速度过大。

③透析中进食后低血压。

④老年患者心血管稳定性差，循环血量减少，糖尿病患者血管弹性下降。

⑤糖尿病、低蛋白血症、贫血、心包炎、心肌梗死、心律失常、心力衰竭等，在治疗过程中发生血流动力学改变或血液容量改变等。

⑥血浆渗透压的变化。

（3）失血原因

①血液透析管道脱落出血、透析器破膜漏血、透析器外壳破裂、体外循环装置端口衔接不严密、动脉压迫不当等。

②消化道出血、心包出血、溶血等。

（二）临床表现

早期出现打哈欠、腹痛、便意、腰背酸痛等低血压先兆症状。典型症状有恶心、呕吐、脉搏加快、冷汗、血压正常或稍有下降。严重者头昏眼花、面色苍白、呼吸困难、脉搏细速、痉挛、黑蒙、一过性意识丧失甚至昏迷，血压下降明显甚至测不到。

（三）护理措施

（1）发生低血压应采取头低足高位，降低血流量，暂停超滤，快速输入生理盐水100~200ml，待血压恢复正常后，再继续透析。

（2）经过上述处理血压无好转，可继续补充生理盐水，同时给以高流量吸氧。如输入500ml或更多生理盐水仍不能缓解者，应遵医嘱终止透析，并根据病因给予处理。一旦发现低血压症状明显，可不必测血压，立刻输入生理盐水，处理后再测量血压。

（3）大多数低血压症状可在补充液体后得到缓解，如补充液体后血压仍不能恢复，应考虑心脏疾患或其他原因。

（4）血压稳定后应重新评估超滤总量。

（5）低血压容易造成内瘘闭塞，发生低血压后要检查内瘘通畅情况。

（6）透析过程出现低血压的患者，特别要防止体位性低血压发生，应待病情稳定后方能离开医院。

（7）向患者及家属做好宣教，控制水分，自我护理和安全防范。

（四）预防

（1）注意水分和钠离子的摄入，透析间期体重增加控制在3%~5%。

（2）对经常发生低血压的患者，可采用调钠透析、钠曲线透析、序贯透析、血容量监测，并适当调低透析液温度。

（3）有些患者低血压时无明显症状，直到血压降到很低水平时才出现症状，必须严密监测血压下降的趋势，及时给予处理。患者有低血压先兆症状打哈欠、便意、腹痛、腰背酸痛等应马上测血压，暂停超滤，根据血压情况快速补充生理盐水。

（4）常规服用降压药的患者如果透析中经常发生低血压，可在透析前停服一次降压药。

（5）透析过程中最好不吃或少量进食。

（6）根据患者的个体情况（老年、儿童、糖尿病患者、体重增长过多的患者、心血管功能及生命体征不稳定者等）增加监测血压的频次。

（7）血液透析过程中应加强观察和护理，防止失血、破膜、溶血和凝血等不良事件的发生。

（8）经常、及时给患者进行健康教育，如饮食控制的重要性、低血压的先兆表现、低血压的自我救治以及低血压的自我护理和防范等。

（9）及时评估和调整患者的干体重，特别是季节变换时期称体重要注意衣服的重量。

二、失衡综合征

（一）常见原因

（1）透析中血浆尿素氮比脑脊液尿素氮下降得快，血脑之间产生渗透梯度，使水进入脑脊液中，引起脑水肿。

（2）透析后细胞内酸中毒。

（3）透析中脑缺氧。

（4）使用大面积高效透析器、高血流量、高透析液流量、高负压透析时。

（二）临床表现

刚开始血液透析和透析间隔时间较长的患者中多见，也可发生于透析过程中或透析结束后不久。轻者以头痛、恶心、呕吐、血压升高、肌肉痉挛为主，严重者表现为精神异常、抽搐、扑翼样震颤、昏迷，甚至死亡。

（三）护理措施

（1）对首次透析、高血压、剧烈头痛的患者，应加强心理上的疏导，避免紧张情绪。特别是首次透析患者，在透析中如有不适尽早告知医护人员。

（2）如出现呕吐，立即将头偏向一侧，防止窒息。对于颈静脉置管的患者，头部偏向对侧防止伤口污染。

（3）对于重度失衡如癫痫样发作，立即呼叫其他医务人员进行抢救。终止透析，保护好穿刺针，加强安全防护措施，使用床护栏或约束带，以防止意外。

（4）血流量<150～180ml/min。

（4）加强患者宣教和饮食营养管理。

（四）预防

（1）首次透析时应使用低效透析器、低血流量、短时透析的方法，透析时间小于3h，逐步过渡到规律性透析。

（2）维持性透析患者采用钠浓度曲线。

（3）指导患者早期、规律、定期、充分透析是减少透析并发症的关键。

三、肌肉痉挛

（一）常见原因

（1）低钠、低钙、低镁、低氧血症、低温透析等有关。

（2）超滤过多、过快，循环血量减少，四肢的血管出现代偿性收缩而导致肢体缺血。

（二）临床表现

大多出现在透析后期脱水过多的患者。好发下肢如足部、腓肠肌，少数发生在腹部。肌肉的痉挛性疼痛，一般持续数分钟，焦虑且疼痛难忍，需要经过按摩痉挛处肌肉，甚至站立才能舒缓疼痛。

（三）护理措施

（1）发生肌肉痉挛时，如血压没有下降，可减慢血流量，降缓或停止超滤，提高透析液钠浓度至140～148 mmol/L，高渗糖、高渗钠，静脉推注葡萄糖酸钙；如果不能缓解或伴血压下降，应补充生理盐水。经过上述处理仍不能缓解终止透析。

（2）下肢肌肉痉挛可以让患者身体下移，用脚掌顶住床栏，用力伸展，或帮助患者拿捏痉挛的肌肉，对需要站立才能舒缓疼痛的患者应注意安全防护，包括穿刺针的固定等。如是腹部痉挛可以用热水袋保暖。

（3）对经常发生者，可使用高钠或钠曲线透析。

（四）预防

（1）对患者进行宣教，控制透析间期的水分增长。

（2）对反复发生肌肉痉挛的患者应重新评估干体重，减少超滤。

（3）对高危人群，可采用高钠透析。

（4）改变治疗模式（如序贯透析或血液滤过）等。

四、空气栓塞

（一）常见原因

（1）管路连接处有缝隙，管路脱落或破裂。

（2）泵前输液输完后未及时发现。

（3）管路上各个帽子和夹子未处于双保险状态。

（4）违反操作规程应用空气回血。

（5）体外循环血液管路和透析器中有气泡输入，在处理过程中操作不当。

（6）中心静脉留置导管护理操作中，在取下导管肝素帽或注射器时，导管夹未处在夹闭状态，致使空气进入体内。

（7）机器的空气监测故障及透析液脱气装置故障。

（二）临床表现

空气进入体内后导致的严重程度取决于进入的气体量、气泡大小、速度、患者当时的体位以及空气到达的部位。少量空气缓慢进入血液时，可溶解于血液或由肺呼出，不发生症状。若气泡较大速度较快，一次进入5ml以上，临床表现为急性呼吸困难、咳嗽、胸部紧迫感、气喘和发绀，严重者昏迷、死亡。空气缓慢持续进入时，出现倦怠、面色潮红、心跳加快、刺激性咳嗽、胸闷、喉头阻塞感、头痛、昏厥等。

（三）护理措施

（1）立即停血泵，夹闭静脉穿刺针，通知医生。

（2）患者处于头低足高、左侧卧位。轻拍背部，鼓励患者咳嗽，使空气从肺动脉的入口处排出。

（3）高流量吸氧或面罩吸氧。

（4）进入空气量较多时行右心房或右心室穿刺抽气。

（5）必要时静脉注射地塞米松、呼吸兴奋剂等。

（6）病情严重者送高压氧舱治疗。

（四）预防

（1）做好内瘘针或中心静脉导管的固定，透析管路之间、管路与透析器之间的连接应紧密。

（2）动、静脉壶液面分别调节至壶的3/4处，并确保空气报警装置的灵敏。

（3）护士在取下中心静脉留置导管的肝素帽或注射器前，确认导管管夹处于夹闭状态。

（4）慎用泵前补液，护士必须守候在旁，补液完毕后及时夹闭血路管输液分支和输液器、做到双保险。

（5）不可同时给两个病人回血，在回血过程中护士不能离开。应用生理盐水回血，不可违规先打开空气监测阀。

（6）透析过程中发现体外循环血液管路内有气泡，应立即寻找原因：透析器和管路有无破损和漏气、连接是否紧密、中心静脉导管有无裂隙等。

（7）空气进入气泡捕获器时，透析机会报警并自动停止血泵，夹闭捕获器下的静脉管路，操作者切忌将静脉管路从管夹中拽出，否则空气会因压力顺管路进入体内。

（8）若空气已经通过气泡捕获器，可将动、静脉管路夹闭，将体外循环管路进行密闭循环，使管路内的气泡循环至动脉壶排气，确认整个体外循环管路中没有空气后，再连接患者继续血液透析。

（9）血液灌流治疗必须使用空气回血时，必须由两名护士操作，泵速不得超过100ml/min；血液进入静脉壶后必须关泵，依靠重力将血液缓慢地回入患者体内，并及时夹闭管夹。

五、首次使用综合征

首次使用综合征临床分型及其特点

项目	A 型反应（超敏反应型）	B 型反应（非特异型）
发生率	少见（5/10万次透析）	常见（3~5/100 次透析）
发生时间	透析开始后 5min 内，部分迟至30min	透析开始 30~60
症状	程度较重，表现为皮肤瘙痒、荨麻疹、咳嗽、喷嚏、流清涕、腹痛腹泻、呼吸困难、休克、甚至死亡	轻微，表现胸痛和背痛
原因	环氧乙烷、透析膜材料、透析液受污染、肝素过敏、高敏人群及应用 ACEI 等	原因不清，可能与补体激活有关
处理	①停泵、吸氧，密切观察生命体征，做好抢救准备，防止心搏骤停及喉头水肿 ②安慰患者、减轻患者紧张情绪 ③严重者终止透析，夹闭血路管，丢弃管路和透析器中血液 ④予抗组胺药、激素或肾上腺素药物治疗	①排除其他引起胸痛原因 ②减慢血流量 ③吸氧 ④观察生命体征，症状减轻后继续透析
预后	与原因有关，重者死亡	常于 30~60min 后缓解
预防	避免应用环氧乙烷消毒透析器和管路，透析前充分冲洗透析器和管路	使用合成膜透析器，规律预冲，加大预冲量

六、溶血

（一）常见原因

（1）低钠透析或高温透析。

（2）消毒剂残留超标。

（3）血泵故障导致红细胞机械性损伤。

（4）血液透析过程中误输入异型血。

（二）临床表现

（1）透析管路中血液变色，严重时静脉血液呈红葡萄酒色，患者尿液呈酱油色。

（2）患者出现胸闷、胸痛、背痛、头痛、呼吸短促、发热等。

（3）检查可见血细胞比容下降，网织红细胞计数升高，并伴有高钾血症。

（三）护理措施

（1）立即关闭血泵、夹住体外循环血液管路，终止透析，通知医生。

（2）立即给患者检测血清钾、钠、氯、钙和镁，并检测血红蛋白、红细胞计数、乳酸脱氢酶等溶血指标；透析液标本送检查钾、钠、钙、镁及pH。

（3）给予患者吸氧、心理安慰，让其平卧严密观察生命体征。

（4）严重者丢弃体外循环血液管路中的全部血液；贫血严重者输新鲜血；预防高血钾的发生。

（5）及时查明原因，观察透析液的温度和电导度，检查血泵转子松紧是否适宜。

（6）评估分析事发原因，寻找薄弱环节，完善预防制度。

（四）预防

（1）透析液温度不可超过38℃。

（2）透析液钠浓度不可低于120mmol/L。

（3）透析液不能受消毒剂、细菌污染。

（4）严密监测水质，定期更换活性炭。

（5）当同时有几个患者出现溶血症状时应考虑透析用水出现问题，如氯胺超标、消毒剂残留、微量元素（铜、硝酸盐）超标等。

（6）定期对血液透析机进行维护和检测。以下情况必须检测电解质：透析机出现浓度故障维修后；新的透析机在使用前；闲置透析机再使用。

七、电解质紊乱

（一）常见原因

（1）血液透析机透析液配比系统或电导度监测系统故障。

（2）透析过程中透析液温度异常、透析用水处理不当、透析液配制错误等导致透析液成分或浓度异常。

（二）临床表现

（1）低钠血症:使用低钠透析液透析30~60min，即可出现烦躁不安、头痛、恶心、呕吐、心率加快、血压下降等症状。低钠会引起血浆渗透压下降，当血浆渗透压低于120mmol/L时会发生急性溶血。

（2）高钠血症：高钠透析30min左右即可出现头痛、烦躁不安、恶心、干渴、痉挛、肺水肿和心力衰竭等严重并发症，严重时可导致昏迷甚至死亡。

（3）高钙和高镁血症：透析30~60min即可出现硬水综合征，表现为烦躁不安、胃部及全身烧灼感、头痛、痉挛、血压升高等。

（4）透析液成分异常：水处理系统管道或配置不当，导致某些物质释出。透析用水中铝、铜等重金属离子超标，氯胺升高等。透析液成分异常出现的症状较晚，表现为贫血、溶血、皮肤瘙痒、颜色变黑等。

（三）护理措施

（1）立即停止透析，寻找原因。

（2）立即检测患者血钾、钠、氯、钙、镁，并检测血红蛋白、网织红细胞计数、乳酸脱氢酶等溶血指标。同时检测透析液钾、钠、钙、镁、pH。

（3）对怀疑有问题的透析机或透析液立即更换；如发现水处理存在质量问题，必须停止所有血液透析，严重时应用腹膜透析或CRRT过渡。

（4）有溶血时管路内的血液不得回输患者体内。

（5）症状严重时给予吸氧、平卧，低钠时输入高渗盐水，输入新鲜血等，必要时应用皮质激素。

（6）严重溶血出现高钾血症进行有效准确的血液透析，必要时行CRRT治疗。在恢复透析2~3h后复查患者血液生化，电解质正常、无心力衰竭、无肺水肿，方可终止透析。

（7）安慰患者，降低患者恐惧心理。

（四）预防

（1）A、B液应标识明确；透析液吸管置入A、B液浓缩液桶前必须核对。

（2）透析液配制必须两人核对，并记录。

（3）对"开始透析后不久患者即出现不良反应"应予足够重视，评估患者的主诉和不适症状，及时寻找原因，及时留取血液标本和透析液标本送检。

（4）定期对血液透析机进行维护保养，对监控系统进行检测、校对与定标。调整浓缩液混合比例泵后，必须进行透析液生化检测后方可进行血液透析。长时间不用的备用机，使用前需消毒和重新检测透析液电解质。

（5）水处理装置按要求定人、定时进行处理、维护、质检，日常运行状况由专人负责监管和督查。

八、管路滑脱

（一）常见原因

（1）穿刺针固定不当、不牢。

（2）穿刺针或血路管不慎被牵拉导致滑脱，患者神志不清、不配合等。

（3）血路管与穿刺针、透析器与血路管等端口连接不严密，侧支未夹闭。

（二）护理措施

（1）患者上机后应再次检查血路管、透析器连接端口是否严密，侧支是否夹闭。

（2）机器静脉低限报警，不能随意消音而不检查报警原因，只有明确排除问题后才能继续透析。

（3）动脉穿刺针脱离血管，快速压迫动脉穿刺点，消毒后重新做动脉穿刺。若空气进入透析器需将空气排除。

（4）静脉穿刺针脱离血管，患者出血量较多或已发生出血性休克，应尽快将体外循环的血液回输给患者，立即通知医生。血容量补足后可继续血液透析。必要时根据医嘱、患者失血情况予以输血、输液、吸氧等对症处理。

（5）对神志不清、烦躁、躁动、嗜睡的高危患者，上机后穿刺侧肢体用约束带固定，专人护理。

（三）预防

（1）血液透析过程中，严格巡视和观察穿刺部位是否有出血、渗血等情况。

（2）刺入血管的穿刺针应不少于钢针的4/5，妥善固定穿刺针及血路管。穿刺部位不能被棉被包裹。

（3）告诫患者透析中变换体位时请护士协助内瘘穿刺侧手臂。

（4）胶布固定针翼，可以采用十字形交叉或反8字形及高举平抬法固定。以防止内瘘针脱出；告知患者避免内瘘肢体过度活动，对于意识不清或不合作的患者可以用夹板协助固定肢体。建议给予穿刺针脱出高危评估并做出标识提示。

九、出血

（一）常见原因

（1）患者凝血功能异常。

（2）各种疾病导致的出血。

（3）口腔血疱或溃疡，抓破皮肤。

（二）护理措施

（1）严密观察血压、脉搏变化，发现异常立即减慢血流、减慢或停止超滤。

（2）患者失血较多时，将体外循环血液全部回输患者体内或补充血容量。观察患者血压、神志，做好配血、输血、吸氧等。

（三）预防

（1）有出血倾向的使用低分子肝素或无肝素透析。

（2）穿刺前询问患者有无出血，如黑便、咯血、眼底出血等，皮肤口腔有无破损。

十、发热

（一）常见原因

（1）水处理系统消毒、维护不当，引起细菌或内毒素超标。

（2）留置导管感染、肺部感染、败血症等各种感染。

（3）透析过程中未严格遵守无菌技术操作规程引发的医源性感染。

（二）临床表现

（1）透析前体温正常，透析开始后1~2h出现畏寒、寒战、恶心、呕吐、发热，体温通常为38℃左右，较少超过39℃，持续2~4h后减退，24h内完全消退。外周血白细胞和中性粒细胞、多核细胞不增高，血培养呈阴性。

（2）患者血液透析前体温正常或有发热，由于体外血液循环的建立，体内已存在的感染病灶通过血液透析播散。表现在血液透析开始后体温升高或血液透析结束后体温升高，可达39℃以上，外周血白细胞及中性粒细胞明显增高，血培养可呈阳性。临床表现为发冷、寒战体温升高。

（三）护理措施

（1）密切观察患者体温、脉搏、呼吸、血压等生命体征的变化，降温后及时复测体温。

（2）遵医嘱对体温高于39℃者给予物理降温、降低透析液温度或药物治疗，服用退热剂后防止血压下降。

（3）对畏寒、寒战的患者应注意保暖，并注意穿刺部位的安全、固定，防止针头滑脱。

（4）高热患者由于发热和出汗，超滤量设定不宜过多，必要时加以调整。

（5）考虑细菌感染时应抽血做血培养，并给以抗生素治疗。

（6）做好心理护理，缓解患者紧张焦虑情绪。

（四）预防

（1）血液透析治疗之前应了解患者透析间期是否有发热现象，是否存在感染、感冒、咳嗽等，深静脉留置导管患者上机前先测量体温。

（2）评估留置导管患者局部伤口是否清洁、干燥，导管出口处是否存在渗血、渗液红肿等。

（3）杜绝因违反操作规程而发生的感染。透析全程管路始终要处于密闭状态；操作者不要触碰静脉导管末端螺旋口，用消毒棉球或无菌纱布反复摩擦螺旋消毒，最大限度缩短导管口暴露的时间。

（4）上机阶段医务人员和患者均需佩戴完全遮住鼻子的口罩。

（5）加强水处理系统的管理和监测。

十一、高血压

（一）常见原因

（1）透析间期水分控制不佳，过多摄入钠离子。

（2）透析液钠、钙浓度高。

（3）肾素-血管紧张素-醛固酮系统活跃。

（4）促红细胞生成素的应用。

（5）血液透析对降压药的清除。

（6）精神紧张、焦虑。

（二）临床表现

血液透析过程中出现的高血压往往发生于血液透析过程中或透析结束后，表现为：

（1）平均动脉压较透析前增高大于15mmHg。

（2）超滤后2~3h，血压升高。

（3）血液透析结束前30~60min，出现血压升高。

大多数患者透析前就有高血压病史，对高血压症状有耐受性，轻度升高没有自觉症状，当血压上升幅度较大时有头痛、头昏、头胀或恶心、呕吐等症状，或在测量血压时发现血压升高。当出现高血压危象时，患者出现剧烈头痛、视物不清、恶心、呕吐、烦躁不安、昏迷等神经系统的改变。

（三）护理措施

（1）监测血压，透析过程中动脉压较透析前增高大于15 mmHg时，应加强观察和护理。

（2）遵医嘱舌下交替和反复含服卡托普利、硝苯地平，对轻、中度高血压有效。

（3）应用透析程序如调钠、序贯、容量监测等，合理超滤和达到干体重。

（4）血液透析过程中高血压进行治疗后应再复测血压，待患者血压平稳后方可离开。

（5）高血压并发脑卒中时患者绝对卧床，保持安静，控制情绪；对神志不清的患者注意安全护理。危重患者减少搬动，给予吸氧、心电监护，必要时脑部用冰帽冷敷。应用降压药物时应严格注意血压变化和药物滴速，防止血压波动；注意血管通路的保护，防止通路滑脱或出血；出现剧烈头痛、呕吐等神经系统改变时，应立即头侧向一边，及时清除呕吐物，保持气道通畅，必要时停止血液透析；停止血液透析前根据医嘱应用肝素拮抗剂，防止抗凝剂造成出血。

（四）预防

（1）全面评估患者病情和生活环境，戒烟、戒酒、控制钠盐和水分，维持合理的运动和良好的生活习惯。

（2）采用可调钠透析、钠曲线透析、序贯透析或血容量监测等治疗模式。

（3）患者出现头晕及与平时不同的头痛、恶心、呕吐、活动不灵、肢体无力、肢体麻木或突然感到一侧面部或手脚麻木等时，要注意是否为高血压引起的脑卒中。

（4）对精神紧张者进行心理疏导、缓解患者紧张心理状态。

十二、心力衰竭

（一）常见原因

（1）水钠摄入过多，高血压控制不够。

（2）透析不充分，每次透析超滤不足，未达到干体重。

（3）有严重的贫血、失血、感染等原因，透析中大量输血、输液造成循环血量增加。

（4）低蛋白血症。

（5）伴有心脏器质性病变。

（6）患者动静脉内瘘流量过大，回心血量增加。

（二）临床表现

急性左心衰竭的表现为阵发性呼吸困难、端坐呼吸、胸闷、心率加快、口唇青紫、发绀、大汗淋漓、咳粉红色泡沫样痰，听诊双肺湿啰音、心前区奔马律。

（三）护理措施

（1）患者取坐位或半卧位，两腿下垂。高流量吸氧，必要时给予20%～30%乙醇湿化吸氧。

（2）立即给予单纯超滤，排除体内多余的水分。

（3）血流量控制在150～200ml/min，以免增加心脏负担。

（4）根据医嘱给予强心和血管扩张药。

（5）稳定患者情绪，防止坠床和导管脱落。

（四）预防

（1）充分血液透析，严格控制水分。

（2）对有营养不良和低蛋白血症的患者应鼓励其摄入高蛋白质饮食。

（3）备好各种抢救用物。

十三、心律失常

（一）常见原因

（1）电解质紊乱、酸碱平衡失调、继发性甲状旁腺素增高等对心肌的直接毒性作用。

（2）尿毒症合并冠心病、心包炎、心肌梗死及心力衰竭等诱发心律失常。

（3）水钠潴留引起的高血压、高容量及严重贫血等因素。

（4）透析过程中超滤脱水，血流动力学改变及电解质、酸碱波动诱发。

（5）血透中最重要的电解质紊乱是血钾紊乱，低血钾时多为快速性心律失常。高血钾时可发生心动过缓、房室传导阻滞、室性期前收缩等。

（6）体外循环的建立导致暂时性冠状动脉供血不足，动静脉内瘘的建立使心脏负荷增加。

（二）临床表现

（1）血液透析各时段均可发生心律失常，以透析开始后3～4h发生率高。

（2）透析中，超滤量过大、伴有贫血或低蛋白血症、既往有心肌缺血病史的患者易发生心律失常。

（3）血液透析中或结束后出现心慌、心悸、胸闷、心绞痛、头痛、低血压，听诊可发现心率加快或减慢、心律不规则，心电图示房性或室性早搏、房颤，严重的可出现意识丧失、抽搐，甚至猝死。

（三）护理措施

（1）发现有心律失常，立即行心电监护和心电图检查，确定心律失常类型，并记录发生的时间。

（2）一旦发现脉律不齐、脉搏无力、脉率增快、血压下降，应减慢血流量，降低超滤率或暂停超滤，给予吸氧，通知医生及时处理。

（3）密切观察胸闷、气促等症状有无好转或恶化，观察神志、生命体征、心率和心律变化，尤其是中后期心率、心律、血压的观察尤为重要，症状加重时应终止治疗。

（4）对老年、儿童、初次透析患者及心功能不佳者、动脉硬化性冠心病患者，应注意控制血流量和超滤量，给予吸氧，减轻心脏负担。

（四）预防

（1）老年人、超滤脱水量大、严重贫血、既有心肌缺血病史者，透析时注意室性早搏的发生。

（2）宣教患者控制透析间体重增长，必要时增加透析次数或采用序贯透析法。

（3）早期认识心律失常的伴随症状如胸闷、心悸、胸痛、头昏、头痛、恶心、呕吐、出汗等。

（4）及时纠正患者的营养不良和贫血，增强患者对透析的耐受性。

（5）对透析中出现心律失常的患者，透前需了解患者电解质、酸碱平衡、心电图等检查结果；透析开始时预防性吸氧，超滤速度适当，根据患者心脏功能合理调整透析中血流量，反复发生心律失常者改用腹膜透析。

十四、凝血

（一）常见原因

（1）血流量不足、低血流量等可使血流停滞；导管或穿刺针位置不佳；血泵出现抽吸现象；管路扭曲或折叠使血流量下降回路受阻；机器频繁报警而中断血流后加速凝血；高凝状态导致血流速缓慢；循环血容量不足。

（2）抗凝剂用量不足。

（3）无肝素透析。

（4）高凝状态。

（5）血液制品及促红细胞生成素的使用。

（6）透析预冲不规范，透析膜未能与水充分亲和，增加了凝血概率。

（7）晚期肿瘤、肾病综合征、多发性骨髓瘤、高热、严重感冒易发生凝血。

（二）临床表现

透析过程中，出现跨膜压和静脉压明显增高，滤器变黑，体外循环血液颜色变暗或滤器动脉端口出现血凝块。

凝血分级指标：

0级：抗凝好，没有或少有几条纤维凝血。

1级：少有部分凝血或少有几条纤维凝血

2级：透析器明显凝血或半数以上纤维凝血。

3级：严重凝血，必须及时更换透析器及管路[4]。

（三）护理措施

（1）血流量维持在200～300ml/min，防止超滤过多、过快导致血液浓缩。

（2）严密观察血流量、静脉压、跨膜压变化，观察有无血液分层；观察血液、滤器颜色，静脉壶是否变硬，及时发现凝血征兆。

（3）无抗凝、小剂量抗凝或患者有高凝史者，透析过程中要保证足够的血液流量，减少血泵停止的概率，透析过程应间歇（15～30min）用生理盐水冲洗透析器及血路管，注意观察血路管及透析器颜色，静脉压力变化等。

（4）高凝患者透析过程中不在体外循环中输血液制品或脂肪制剂。

（四）预防

（1）规范预冲透析器。

（2）合理规范应用抗凝剂。

（3）注意压力变化：透析器阻塞泵前压力上升，静脉压力下降；静脉壶或静脉穿刺针阻塞，泵前压和静脉压上升；凝血广泛所有压力均升高。

第二节　远期并发症

一、心血管并发症

（一）高血压

1.常见原因

（1）水钠潴留导致容量负荷增加。

（2）肾素血管紧张素系统激活，血浆肾素活性增高。

2.防治措施

（1）保持干体重。

（2）根据医嘱及时合理应用药物，每日早、中、晚各测量血压一次。

（3）降低脂肪类和高胆固醇饮食的摄入，适当运动。

（4）对顽固性高血压患者可降低透析液钠浓度，采用序贯透析或血液滤过。

（二）心功能异常

1.常见原因

（1）水钠潴留、高血压、糖尿病、血脂异常、慢性炎症、贫血、尿毒症毒素的影响导致心脏器质性病变。

（2）左心室容量增加时，可引起肺瘀血、急性肺水肿和心力衰竭。左心室容量减少时，心排血量明显减少，使多脏器的血液充盈下降，严重时导致冠状动脉供血不足，缺血性心肌病及血压下降。

2.防治措施

（1）充分透析改善心肌收缩功能。

（2）积极控制高血压。

（3）纠正贫血时血红蛋白的目标值应为110～120g/L。

（4）有缺血性心肌病的患者最好选择腹膜透析。

（三）心律失常

1.常见原因

（1）电解质紊乱和酸中毒。

（2）高血压、动静脉内瘘、年龄、心包炎、心肌病等。

2.防治措施

对透析中出现心律失常的患者，透前需了解患者电解质、酸碱平衡、心电图等检查结果。

（四）心包积液

1.常见原因

是由于透析不充分、水钠潴留、尿毒症毒素、反复感染，营养不良或抗凝过度所致。

2.防治措施

（1）定期检查X线、超声心动图观察心脏大小和心功能变化。

（2）根据患者情况选择透析液浓度、透析方式、抗凝剂。

（3）充分透析:透析时间每周不低于12小时。

（4）降压药物:可选用钙离子通道阻滞剂及血管紧张素转化酶抑制剂等。

（5）有心包积液且在透析中应用肝素要注意预防心包压塞。

二、透析相关性淀粉样变

（一）常见原因

（1）β2微球蛋白沉积于骨、关节、肌腱等部位引起病变和器官损害。

（2）β2微球蛋白分子量大不易被常规透析清除。

（3）患者年龄、透析年限、血液净化模式、膜生物相容性、透析液纯度是危险因素。

（二）临床表现

（1）腕管综合征表现为头痛、麻木、感觉迟钝，尤其是内瘘的手。晚上睡觉或透析时疼痛加重。

（2）淀粉样骨关节病表现为关节慢性疼痛，主要是肩关节，多为对称性。

（3）破坏性脊柱关节病变累及颈椎会导致残废。

（4）病理性骨折多见股骨颈骨折。

（三）防治措施

（1）使用生物相容性好的高通量透析器。

（2）采用血液滤过、血液透析滤过、血液灌流治疗。

（3）严重的腕管综合征可手术减轻症状。

（4）选择超纯透析液。

（5）延长透析时间。

三、继发性甲状旁腺功能亢进及肾性骨病

（一）常见原因

（1）甲状旁腺功能亢进。排磷减少，血磷升高，血钙水平下降，从而刺激分泌甲状旁腺素。

（2）代谢性酸中毒使骨内钙外流，铝沉积。

（3）两种类型骨病同在，血中甲状旁腺素及碱性磷酸酶（AKP醇）均升高。

（二）临床表现

（1）骨痛和骨折，骨痛是典型的症状。

（2）近端肢体肌无力，下肢明显，可出现"企鹅"步态。

（3）单个或多个关节的红、肿、热、痛等急性炎症表现。

（4）骨骼畸形和生长缓慢。

（5）皮肤瘙痒晚期最常见。

（6）迁徙性钙沉着。若发生在眼角膜、结膜，表现为视力模糊

（三）防治措施

（1）限制饮食中磷的摄入，控制饮食中摄入的磷在800～1000mg/d。

（2）服用磷结合剂，如碳酸钙、醋酸钙、盐酸司维拉姆、碳酸镧。

（3）应用活性维生素D，如骨化三醇和阿法骨化醇，补钙。

（4）增加透析中磷的清除，可选做血液滤过或血液透析滤过。

（5）手术切除甲状旁腺。

（6）皮肤瘙痒可用触摸、拍打的方式缓解瘙痒的感觉，避免热水、乙醇及刺激性肥皂，采用血液灌流治疗。

（7）心理护理：维持性血液透析患者最后都将会表现出肾性骨营养不良的各种临床症状，如骨痛、骨折、自发性肌腱断裂，甚至发展为退缩人综合征。虽然部分患者能靠意念使自己乐观地生存着，但也经常会表露出悲观厌世的情绪。在治疗中应对患者予以精神上的鼓励和生活上的照顾，加强沟通，多关心，尽可能减轻患者治疗中的痛苦。

四、肾性贫血

（一）常见原因

（1）促红细胞生成素产生减少。

（2）活动性失血

（3）营养不良蛋白质、叶酸、必需氨基酸、铁制剂等缺乏。

（4）红细胞生成抑制因子的作用。

（5）尿毒症毒素干扰红细胞的代谢和生成。

（6）甲状旁腺功能亢进抑制骨髓红细胞生成，使骨纤维化，导致造血功能障碍。

（7）铝中毒影响铁的利用。

（8）消毒液或消毒气体残留，透析用水中氯胺超标准等。

（二）防治措施

（1）根据化验结果合理使用促细胞生成素。

（2）补充铁剂，口服复方硫酸亚铁、琥珀酸亚铁，静脉输注蔗糖铁等。

（3）摄入足够的优质蛋白质：1.2～1.5g/（kg·d）

（4）充分透析清除尿毒症毒素。

（5）重度贫血给以输注新鲜血，纠正贫血。

五、慢性炎症反应

（一）常见原因

（1）免疫功能低下。

（2）透析过程中消毒隔离操作不严密、透析液污染、中心静脉置管护理不当或导管留置过久均可导致感染。

（3）患者本身的肾脏疾病进展及尿毒症毒素累积。

（二）感染类型

（1）细菌感染：血管通路感染、脓毒症、泌尿系感染、呼吸道感染，且感染后易引起菌血症、亚急性细菌性心内膜炎等。

（2）病毒感染：乙型肝炎病毒、丙型肝炎病毒、人类免疫缺陷病毒、巨细胞病毒。

（3）结核感染：以肺外结核多见，如淋巴结结核、结核性胸膜炎、结核性腹膜炎等。

（三）防治措施

（1）医务人员严格执行隔离制度和无菌技术操作。

（2）患者和医务人员定期检测传染病四项，避免交叉感染。

（3）使用生物相容性好的透析器和超纯透析液。

（4）切除有潜伏感染的残留人工血管，避免长期使用导管进行血液透析。

（5）对于 HBsAg、HBsAb 及 HBcAb 均阴性的患者接种乙肝疫苗。

（罗小娟　肖清英　殷慧敏）

第十章 突发事件应急预案

第一节 停电的应急预案

1.发生原因：突然停电，透析机短路，电线老化。

2.表现：停电报警，血泵停止。

3.处理措施：

（1）立即安抚病人，做好解释工作，消除患者的紧张情绪。

（2）自查科室供电系统，电路，电源开关等。

（3）通知医生，护士长，通知水电班，问清停电原因及恢复时间。

（4）如在15min内可恢复，可仍进行透析治疗，应透析机有备用电源。

（5）如在15min内不可恢复，应先记录好病人治疗参数，先行回血下机，待电力恢复后再行治疗。

（6）密切观察患者病情，如有病情变化立即报告医生，遵医嘱处置。

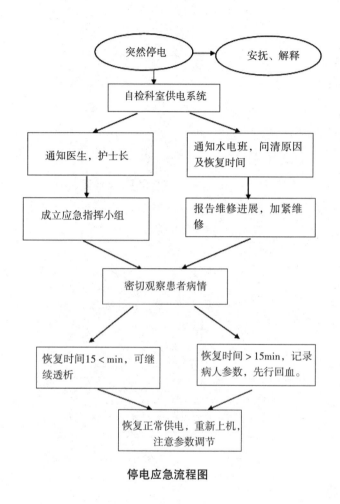

停电应急流程图

第二节 停水的应急预案

1.发生原因：

驱水泵发生故障；输水管道破裂；水源不足或水处理机发生故障等。

2.表现：

透析机低水压报警（Lower Water）。

3.处理措施：

（1）立即安抚病人，做好解释工作。

（2）同时自查水处理间，

（3）通知主治医生、护士长，通知水电班，问清停水原因及停水时间。

（4）报告维修进展，加紧维修。

（5）如在15min内可恢复，立即将透析改为旁路或单超程序。

（6）如在15min内不可恢复，应先记录好病人治疗参数，一般患者先行回血下机，待故障排除后再行治疗。如严重水肿者，急需改善心衰症状可继续行单超治疗。

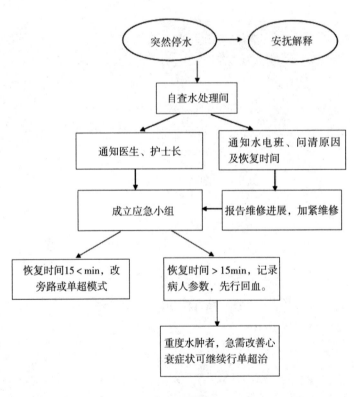

停水应急流程图

第三节 地震的应急预案

1.发生原因：

自然原因。

2.表现：

有震感，房屋晃动等。

3.处理措施：

（1）关闭电源、水源、热源、气源，夹闭血路管及穿刺针的四个夹子，妥善固定。

（2）分离患者及透析机；组织救援转运。

（3）组织病人撤离病房，疏散至广场、空地处；紧急情况下不能及时撤离的，嘱在场人员寻找有支撑处蹲下或坐下，保护头颈、眼睛捂住鼻子。

（4）注意维持秩序，安慰患者，防止有人趁火打劫，保护生命及国家财产安全。

（5）地震间隙期间清点人员，判断患者病情，如患者出现病情变化，组织抢救。

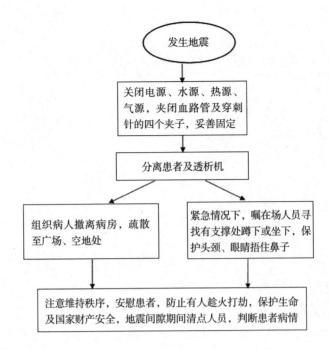

地震应急流程图

第四节　火灾的应急预案

1.发生原因:

电源短路、不安全用氧、易燃易爆物品保管不当等。

2.表现:

有异味或明火等。

3.处理措施:

（1）立即呼叫、组织灭火，报告保卫处、上级领导，通知医院行政总值班。

（2）判断火情大小，同时组织患者从安全通道撤离（勿走电梯）。

（3）发现小的火情应集中现有灭火器材和人员积极扑救，扑灭火焰，防止火情扩散，事后报告科室领导及保卫科，查明起火原因，防止类似事情的再次发生。

（4）发现较大的火情按如下处理：

①立即启动消防警铃，拨打119告知火灾准确方位，并拨打保卫科电话，组织灭火，关好临近门窗，减少火势的扩散速度。

②切断氧源，电源，撤离就近易燃易爆物品。

③安定病人情绪，停泵，夹紧管路，人机分离，准备撤离。

④打开消防通道，疏散患者使其有序撤离。

⑤根据火情抢救距火源较近的贵重仪器。

⑥保护好现场，保护好病人资料。

⑦做好善后工作，清点人数、财产，并及时上报。

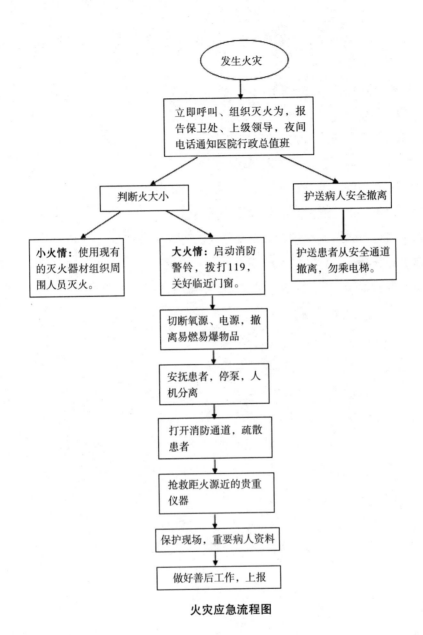

发生火灾

立即呼叫、组织灭火为，报告保卫处、上级领导，夜间电话通知医院行政总值班

判断火大小

护送病人安全撤离

小火情：使用现有的灭火器材组织周围人员灭火。

大火情：启动消防警铃，拨打119，关好临近门窗。

护送患者从安全通道撤离，勿乘电梯。

切断氧源、电源，撤离易燃易爆物品

安抚患者，停泵，人机分离

打开消防通道，疏散患者

抢救距火源近的贵重仪器

保护现场，重要病人资料

做好善后工作，上报

火灾应急流程图

第五节　休克的应急预案

1.发生原因：

严重低血压、低血糖、贫血、心脏病、多脏器衰竭等。

2.临床表现：

早期烦躁不安、面色苍白、四肢湿冷、出冷汗、心率增快、脉搏细速、血压下降不明显，可有脉压缩小。

中后期病人精神萎靡、表情淡漠、神志模糊或昏迷、面色青灰、肢端发凉、发绀明显，血压下降或测不到。

3.处理措施：

（1）低血压引起的休克可不必先测血压，立即回输生理盐水200~300ml，停止超滤，使患者头低足高位，氧气吸入，必要时输入高渗液体，如1.5%~3.0%氯化钠、50%葡萄糖或5%碳酸氢钠溶液等。

（2）当危重病人血氧饱合度小于90%，心律减慢或严重心律失常如频发室早、二联、三联时，立即回血停止透析，根据休克的程度及发生原因，采取相应的措施，如气管插管、心肺复苏、开放静脉等。

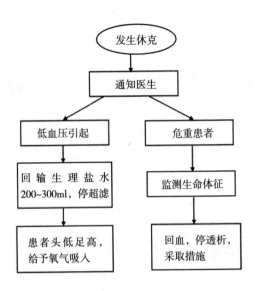

休克应急预案

第六节　窒息的应急预案

1.发生原因：

透析相关原因，如：呕吐物堵塞呼吸道、急性喉头水肿、食物吸入气管、黏痰堵塞呼吸道无力咳出。

2.临床表现：

短时间内呼吸中枢兴奋加强，继而呼吸困难，出大汗，面色及口唇发绀，逐渐丧失意识。

全身痉挛，血管收缩，血压升高，心动徐缓，流涎，肠运动亢进；痉挛突然消失，血压降低，呼吸逐渐变浅而徐缓，产生喘息，不久呼吸停止。

3.处理措施：

（1）立即排除窒息原因。

①呕吐时头偏向一侧，负压吸引清理呕吐物。

②病情许可协助患者坐起上身前倾45°，拍背或用手扣出食物，必要时给予

负压吸引；同时避免管道脱落。

③急性喉头水肿窒息时，应紧急气管切开。

（2）患者心脏微微搏动，排除窒息原因后应施行人工呼吸。

（3）丧失抢救时机必然使心脏停搏，瞳孔散大，全身反射消失，最后死亡，因此必须分秒必争抢救患者。

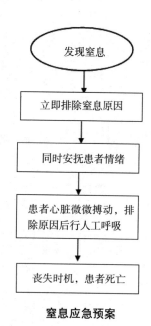

窒息应急预案

第七节　透析机故障的应急预案

1.血液透析开始时如发现血液透析机有故障，应及时请工程师检查维修，正常后方可使用。

2.血液透析开始后发生故障，及时与工程师联系，如有备用机，向患者做好解释工作后，移至备用机继续透析。如没有备用机将血液回输给患者，向患者做好解释工作等工程师维修结束后再上机，或等到下一班重新开始透析。

3.机器暂时不能维修好应报告护士长，并悬挂待修牌。

4.机器发生故障时应认真观察患者病情变化，如有异常，及时对症处理，必要时留取血标本和透析液标本，以备检查。

5.安慰患者，缓解其焦虑紧张的情绪。

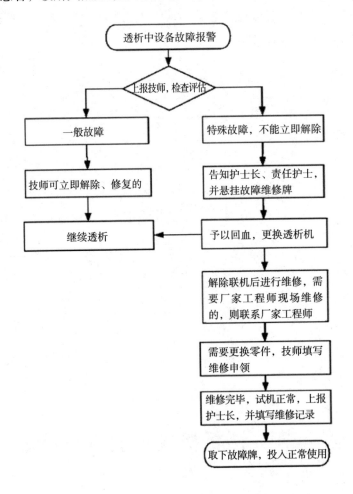

（程　静　肖清英　甘晓英）

第十一章 血液透析机常见故障及处理

第一节 与体外循环系统相关的报警

一、动脉压异常原因及处理

动脉压:监测动脉端血管通路的血流流出量的压力值变化，实时反映患者血管通路的状况。连接在血泵前测量，血泵的驱动使通常动脉压为负值。负值越大，代表血管通路的血流量不能满足设置的血泵转速。通常为–200～–50mmHg。

影响动脉压的因素包括：血泵速度、血管通路的血流量、动脉穿刺针的直径、动脉穿刺针/导管在血管内的位置等。

（一）动脉压降低报警的原因及处理

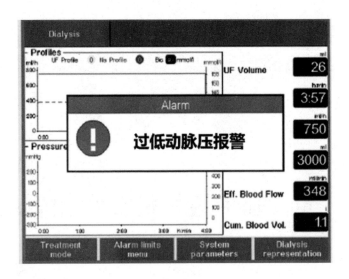

分类	原因及处理
患者原因	1.患者血流量不够/心脏动力不足:汇报医生，遵医嘱处理
	2.患者血压过低/血容量不足:汇报医生，遵医嘱处理
通路原因	3.穿刺针位置改变/穿刺不良:调整穿刺针位置/重新穿刺
	4.穿刺针型号小/穿刺角度过小:更换合适的穿刺针型号重新穿刺/调整穿刺角度
	5.穿刺针脱出血管外滑脱至皮下:检查穿刺针是否在血管内，如不在，重新穿刺固定
	6.导管功能不良，纤维蛋白鞘形成，有血栓:汇报医生，遵医嘱处理
	7.穿刺后血管痉挛:减慢血流速度，用热水袋热敷穿刺部位上方
	8.导管位置不良:如体位所致，可更换体位至报警解除；如插管原因所致，汇报医生，遵医嘱处理
	9.内瘘流入段狭窄:更换位置重新穿刺，并对此位置进行标注，避免再次穿刺；告知患者进行内漏检查、修复
体外循环原因	10.泵前血路管打折/受压:检查是否有泵前管路打折/受压，如有，依据原因，理顺打折/受压管路，并妥善固定管路；动脉压力传感器有堵塞更换动脉压力传感器
参数原因	11.血流量高:调低血流量，检查参数设置是否合理，是否遵医嘱；合理设置动脉压报警监测范围

（二）动脉压升高报警的原因及处理

分类	原因及处理
通路原因	1.静脉血路管扭曲、折叠、受压：检查静脉血路管有无扭曲、折叠、受压
	2.动脉端穿刺针脱出：检查动脉端穿刺针是否脱出血管，重新穿刺、固定
体外循环原因	3.动脉端补液管夹子未关：关闭动脉端补液管夹子
	4.动脉压力传感器帽打湿：如动脉压力传感器帽打湿更换传感器帽
	5.滤器凝血使滤器前压升高：可进行滤器冲洗，进行观察，确定滤器凝血，依据治疗实际情况进行更换透析器或终止治疗处理

二、静脉压报警原因及处理

1.静脉压力监测的意义：

静脉压是指血液从透析器内流出返回至患者静脉血管内的压力，为正压。静脉压的高低与血管内的压力、血流量、血液回流是否通畅等因素有关。静脉压力越大，体外循环中血液回输体内所受阻力越大，阻力越大，体外循环中血液凝血的风险越大。通常情况下为2.66~19.95kPa（20~150mmg），人造血管透析时为11.97~23.94（90~180mmHg）。

2.影响因素：

①血泵速度。

②静脉壶滤网的通畅（壶内是否有凝血）。

③静脉穿刺针（管）直径、在血管中位置。

④血管内通路阻力。

⑤血液浓缩度。

⑥ 血流量减少、中断或静脉针脱落。

注1：压力监测具有其实时变化性，受诸多因素影响，一定要注意其趋势的变化。

注2：静脉压不对称监测可以提供额外的安全保护：

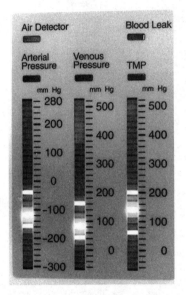

设备默认静脉压监测报警下限值为：20mmHg，改变原来静脉压监测报警下线值为：0mmHg。

不对称监测：报警下限值（静脉压实际监测值-40mmHg）贴近静脉压实际监测值。

静脉压力监测反映的是体外循环中血液回输体内所需要的压力值变化。

一旦静脉压监测显示的压力下降，极有可能发生静脉穿刺针/静脉导管脱离血管/静脉管路，造成患者失血，引发临床不良后果。

静脉压不对称监测可尽可能的提前监测到此类情况的发生而触发报警，保障临床治疗安全。

3.静脉压升高报警原因及处理：

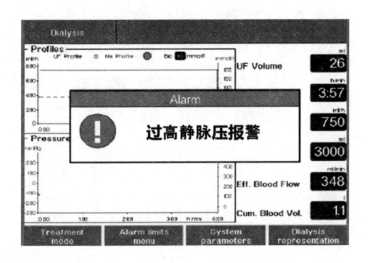

分类	原因及处理
患者原因	1.高脂血症、高血压:汇报医生，遵医嘱处理
通路原因	2.血管收缩、痉挛或狭窄:血管收缩、痉挛可患者缓解紧张/热敷；血管狭窄，重新选择合适血管穿刺
	3.内瘘血肿形成:更换位置，重新穿刺
	4.导管静脉端有血栓:汇报医生，遵医嘱处理
	5.内瘘静脉穿刺针贴壁:调整静脉穿刺针位置
	6.内瘘穿刺针型号偏小:选择与血流量相匹配的穿刺针型号
体外循环原因	7.静脉壶凝血:依据治疗需要，更换静脉管路继续治疗或终止治疗
	8.静脉壶后血路管打折:理顺静脉壶后管路，并妥善固定
	9.血液浓缩:依据治疗需要，调低血流量继续治疗或终止治疗
参数原因	10.血流量过高:调低血流量，检查参数设置是否合理，是否遵医嘱；合理设置静脉压报警监测范围

4.静脉压低报警原因及处理

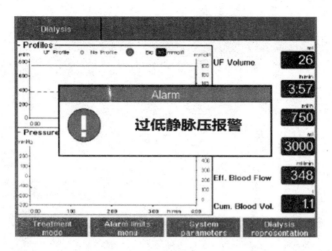

分类	原因处理
患者原因	1.患者中心静脉压过低：汇报医生，遵医嘱处理
通路原因	2.静脉穿刺针滑脱：重新穿刺、固定
体外循环原因	3.静脉端血路管与导管或者穿刺针脱开：重新穿刺/固定
	4.静脉压力保护帽打湿：更换静脉压力保护帽
	5.透析器/滤器凝血：依据治疗需要，更换透析器/滤器继续治疗或终止治疗
	6.静脉壶前血路管打折：仔细检查并理顺管路
	7.静脉压力监测未连接：正确连接静脉压力监测
参数原因	8.上机后血流量未调整为处方流量：检查参数设置是否合理，是否遵医嘱；合理设置静脉压报警监测范围

注：静脉压不对称监测可能可以提供额外的保护

三、跨膜压异常原因及处理

1.跨膜压（TMP）监测的意义：

跨膜压是指透析器或滤过器的半透膜两侧的液体静压，它是血液侧的正压和透析液负压的绝对值之和。在容量超滤模式下，跨膜压一般为0~6kPa（0~450mmHg）。用于评估透析器的凝血情况。

2.影响因素：

①透析器的超滤系数（Kuf）。

②超滤速率。

③静脉压。

④透析器凝血。

⑤透析液回路受阻、打折等。

在血流量、透析器面积条件相同时，超滤系数越大、跨膜压越小（高通透析时）；超滤速率越大，跨膜压越大。透析器的最大跨膜压承受力（500~600mmHg）。

3.跨膜压高报警原因及处理

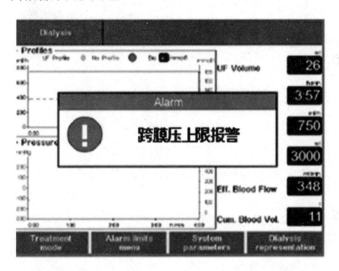

分类	原因及处理
患者原因	1.高脂血症：汇报医生，遵医嘱处理
体外循环原因	2.滤器凝血：查找凝血原因：血泵停止、血流量不稳定、抗凝剂量不足等，对症处理
	3.静脉压升高：依据静脉压高报警处理
	4.血液浓缩：查找浓缩原因：超滤速率、HDF置换液速率等，对症处理
	5.透析器前端血路管打折：理顺管路
	6.滤器预冲不充分：按照说明书预冲说明进行或依据患者实际情况，加大预冲量、预冲时间
参数原因	7.血流超滤比过低：合理设置血流超滤比，建议依据所选择的透析器超滤系数合理设置
其他原因	8.旁路受压/打折：检查设备旁路是否打折、受压，设备出水管路是否打折、受压，依据原因处理，理顺管路

4.跨膜压低报警原因及处理

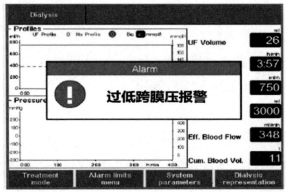

分类	原因及处理
体外循环原因	1.滤器凝血:查找凝血原因:血泵停止、血流量不稳定、抗凝剂量不足等,对症处理
	2.静脉压降低:依据静脉压低报警处理
	3.使用高通滤器:合理设置跨膜压报警监测范围
	4.透析器后血路管打折:检查透析器后管路,理顺管路

四、空气报警常见原因及处理

1.空气报警监测的意义

采用超声探测原理,监测静脉壶内液面高度及微小气泡,防止空气通过静脉回路进入患者体内,引发空气栓塞,造成患者不良反应。

2.空气报警原因及处理

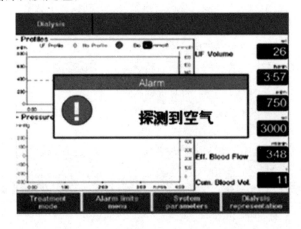

分类	原因及处理
体外循环原因	1.静脉壶直径尺寸与探测器不匹配：选择原装管路（静脉壶直径22mm）
	2.静脉壶液面下降：查找液面下降原因：血泵前大量空气进入体外循环系统，血泵前管路微小破损、动脉管路与动脉穿刺针/导管滑脱、动脉穿刺针与血管滑脱，依据原因进行处理，然后提升静脉壶液面高度至探测器位置以上
	3.静脉壶有空气（包括微小气泡的漂浮，贴壁等）、液面低于探测位置：轻拍静脉壶使贴壁、漂浮的微小气泡上浮至静脉壶液面
	4.静脉壶给药推注速度过快：避免静脉壶给药/必须通过静脉壶给药时缓慢药物推注

五、漏血报警原因及处理：

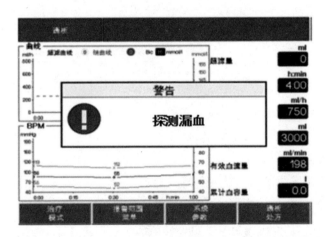

分类	原因及处理
透析器破膜	1.破膜：更换透析器
漏血探测器	2.油脂或钙沉淀：使用原厂消毒液C液
透析液	3.透析液排放管路未牢固连接：妥善固定透析液排放管路
	4.透析液流入管路中出现大量气泡：透析器预冲时规范预冲膜外，保证膜外完全排气
	5.水路除气不良：联系维修工程师处理
	6.高超滤率引起高排气：避免高超滤率的情况，缓慢进行脱水

第二节 费森尤斯机器常见报警信息与处理方法

一、报警反应类别

不同的报警反应所对应的设备信息提示、报警音类别：

报警类别	设备状态指示灯	报警声音	设备报状态	报警类别
报警	红色	短间隔高音	•开始/重启 状态指示器闪烁 •声音暂停 状态指示器闪烁 •血泵停止 •静脉夹关闭 •超滤泵停止运行 •显示屏出现 报警信息	安全性
警告	黄色	长间隔低音	•显示屏出现 信息提示 •血泵不停	安全性
信息	黄色	一声低音	•显示屏出现 信息提示	安全性

二、报警处理原则：

（1）先消除报警音，优先处理与透析安全性相关的红色指示灯报警。

（2）先排查报警原因，再处理报警，最后复位，设备正常运行。

（3）原因排查处理顺序：患者端原因、通路原因、体外循环原因、参数设置原因。

（4）体外循环报警（红色指示灯报警），第一时间处理，尽量减少血泵停止时间，以防止增加体外循环系统中血液凝血的风险。

三、常见报警的信息与处理

1.开机报警

（1）设备状态：按ON/OFF键时，指示灯没有亮起，报警音鸣叫。

（2）原因分析：

①设备电源插座是否有效连接到供电插座。

②设备带电源系统是否正确供电。

③机器背面黑色电源开关是否开启。

（3）处理：依据原因分析逐项排查，找出原因后对应解决。

2.自检时报警

设备状态：设备蜂鸣音响，测试键闪亮，未通过测试项目变红，屏幕状态栏显示：T1测试失败。

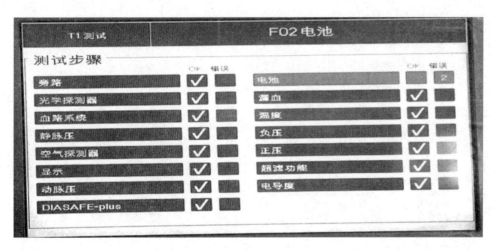

原因分析及处理：按"测试"键后，屏幕状态栏显示错误代码，记录错误代码，联系维修工程师，后续操作遵循维修工程师指导进行。

强调：设备测试失败后一定请记录错误代码，联系工程师，遵循工程师指导进行后续操作。

3.Flow alarm（流量报警）

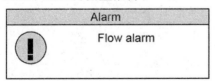

故障发生在机器使用当中：

（1）检查细菌过滤器。

（2）检查机器的排水管。

（3）检查水路4个压力点。

（4）检查#89除气小孔和#210滤芯。

（5）检查浮子开关。

（6）利用诊断程序检查电磁阀。

（7）在维修状态下检查＃29电机和泵头（10000小时的机器）。

4.Upper flow alarm（消毒时流量报警）

故障发生在机器清洗程序中：

（1）检查细菌过滤器。

（2）检查机器的排水管、检查水路压力。

（3）校正流量脉充。

（4）检查#89除气小孔和#210滤芯。

（5）检查浮子开关。

（6）利用诊断程序检查电磁阀。

（7）在维修状态下检查＃29电机和泵头（10000小时的机器）。

5.Water alarm（水报警）

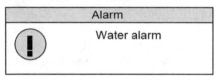

故障发生在机器使用当中：

（1）检查水处理系统供水压力。

（2）检查水处理环路供水阀。

（3）检查供水滤芯。

（4）检查压力点A。

（5）检查浮子开关。

（6）利用诊断程序检查电磁阀#41。

6.Low temperature（温度低）

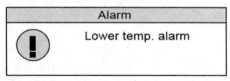

故障发生在机器使用当中：

（1）检查加热装置（加热棒电阻值）。

（2）检查机器的实际温度（温度表）。

（3）检查温度传感器。

7. F01 Conductivity （电导率报警）

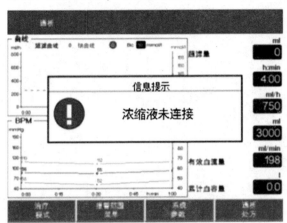

故障发生在机器T1检测中：

（1）检查浓缩液。

（2）检查浓缩液吸管及滤芯。

（3）检查A/B泵的工作状态，校正A/B泵的吸药量。

（4）检查机器的流量。

（5）检查机器的温度。

（6）检测和校正电导率传感器（电导率表）。

（7）排除上述原因，可与工程师联系。

8. F02Blood Leak（漏血报警）

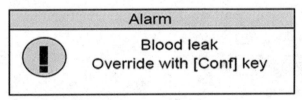

故障发生在T1检测中：

检查机器漏血传感器的参考电压

•CALIBRATION—CALIBRATE BLD—Adjust BLOOD–LEAK—volt.bll.=5.0V•

CALIBRATION—CALIBRATE BLD—

Adjust DIMNESS—volt.dimn.=5.0V

9. F02/F04 Rinse failure（清洁失败）

故障发生在机器消毒当中：

（1）检查机器的消毒液（强烈推荐使用原厂消毒液）。

（2）检查消毒液管的滤芯。

（3）检查超滤泵前的滤芯。

10. F16/F20 pos.preeeure（正压报警）

故障发生在机器T1测试中、进行水路压力保持测试：

（1）检查外部透析液管路。

（2）检查取样阀，垫圈，流量指示器，73#调压阀。

（3）检查#22超滤泵（弹簧老化）。

11. F02 neg.pressure（负压报警）

故障发生在机器T1测试中、压力保持测试：

（1）拧紧73#调压阀。

（2）检查V43处的滤芯。

（3）检查UF泵及弹簧。

（4）利用诊断程序检查电磁阀V35/V37。

12. HPU（压力报警）

故障发生在机器T1测试中：

（1）原因是9号和182号压力传感器数值偏差。

（2）校正透析压力。

（3）更换压力传感器。

13. Blood sensed by OD（漏血传感器报警）

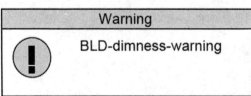

（1）故障发生在机器清洗，或T1测试前，避免阳光直射机器的静脉模组检查光学传感器。

（2）自检过程中漏血传感器不能有异物复盖，可用95%酒精擦拭探测器黑色玻璃部分并再按自检键。

（3）检查LP450

14.Shunt cover open（旁路门打开）

故障发生在机器使用中：

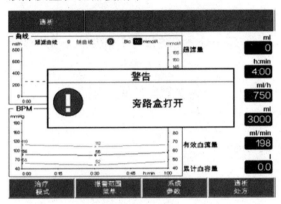

（1）检查冲洗桥复位情况。

（2）检查冲洗桥中的微动开关。

15.Bic. not Conn.（B液未连接）

（1）故障发生在机器清洗前。

（2）检查B液吸管复位。

（3）检查B液把手处的磁铁棒。

16. Keyboard error（面板按键故障）

故障发生在机器T1测试前：

（1）按键粘连。

（2）面板进盐水。

预防性措施: 将盐水挂于机器外侧。

17.Blood Pump Stop（血泵停止时间过长）

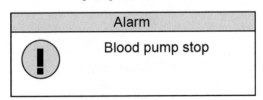

处理：按开始/重新设定键/血泵开始键转动血泵。

18.Fill program （填充程序）

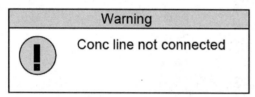

（1）透析液系统中存有空气，机器自动填充。

（2）机器自动清除空气，程序结束后会显示Fill program end。

（3）如果屏幕显示Fill program超过3分钟，建议先下机并通知工程师，如不处理，可能导致平衡出错。

19.Conc （ Bic ） line not conn（A、B）液吸管未放回冲洗腔）

把A（B）液吸管放回冲洗腔并锁紧。

20.Connect Conc.（Bic）Line （浓缩液A（B）液吸管未连接）

连接A（B）液吸管到A（B）液桶里。

21.Cyclic PHT FXX（在透析期间，平衡系统中有渗漏，旁路操作，超滤被关闭）

考虑可能是平衡系统故障，按开始/重新设定键给予确认。若反复出现多次，则马上终止治疗，并通知工程师检修。

22.Rinse required！（强制清洗停止）

选择清洗程序。

23.Shunt Cover open （旁路分流器盖被打开 ）

关上分流器盖。

24.Set UF rate（剩余的时间和设定好的超滤速率不能达到超滤目标）

关闭超滤装置，调整超滤参数。

25.Timer "Alarm" （定时时间到）

按开始/重新设定键 。

26.Timer stops UF-Rate （超滤时间已过，超滤泵停止运行）

按开始/重新设定键 。

27.Upper Ven. Alarm（高静脉压报警，压力超出上限）

检查血路管是否弯折、针位、凝血状况等。

按开始/重新设定键。

28.Upper TMP Alarm（高跨膜压报警，跨膜压超出上限）

检查脱水率是否过高、静脉压力、透析器管路有无弯折、凝血状况等。

按开始/重新设定键（切勿不检查就按重设键）。

29.V84 faultiness（V84 阀 故障）

按开始/重新设定键开始消毒（清洁程序1-4），求助维修人员。

30.Dialines not conn（透析液连接器仍然位于旁路桥上）

将透析液管路与透析器连接。

31.Disinfectant empty?（消毒开始后，机器探测到没有消毒液）

检查消毒剂容器、按下消毒键确认。

32.UF-Goal reached（超滤时间已到，而且超滤目标已达到，超滤泵不运行）

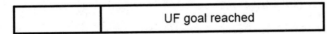

	UF goal reached

按开始/重新设定键。

33.Filter change!（透析过滤器超过使用时间或最大治疗次数已达到）

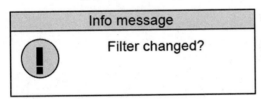

更换滤器并执行消毒。

34.Flow off warning（透析液流量被关闭）

如果此时需要透析液流量打开透析液流量键。

35.High temperature（高温报警）

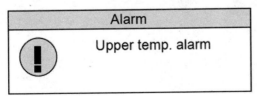

（1）透析期间温度大于 39℃。

（2）在热清洗期间，温度大于90℃。

（3）求助维修人员。

36.HeparinPump Alarm（肝素泵停止提示）

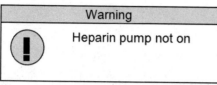

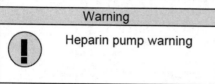

检查肝素管路夹子是否打开，设定速率和时间，开启肝素泵。按开始/重新设定键。

37.Lower Ven.Alarm（低静脉压力报警，压力低于下限）

检查静脉压力测量口保护罩是否进水、血流量等。

38.Lower TMP Alarm（低跨膜压报警，跨膜压超出下限）

检查静脉压力、脱水率是否太低。

39.Low temperature（低温报警）

（1）透析时温度小于33℃。

（2）在热清洗时，温度小于78.5℃。

（3）求助维修人员。

40.NO-UF（超滤关闭）

打开超滤。

41.Profiles paused（曲线图停止）

Profiles paused
Continue Profile
Stop UF Profile
Stop both profiles

重新开始曲线图，或者按开始/重新设定键继续停止曲线图 。

42.Profile time diff （超滤时间与曲线图时间差异）

按开始/重新设定键，或者停止曲线图。

43.Relation BPR/UFR? （与血泵输送率比较，超滤率太高）

按开始/重新设定键，降低超滤速率，或者提高血泵输送速率 。

44.Power Failure （操作期间断电）

	Power failure

恢复电源后，各个程序可如同以前继续运行。

45.Please Wait （程序进行中，请等待）

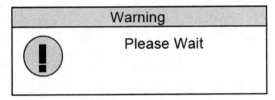

完成后可自动消除。

（甘晓英　熊光瑞　殷慧敏）

第十二章　质量控制

血液透析是治疗急、慢性肾衰竭的有效方法。随着生活水平的提高，高血压、糖尿病等疾病发病率逐年增加，接受血液透析的患者数量已大幅增长，各地血液净化中心蓬勃发展。保证血液透析的安全性和有效性，提高透析患者的生活质量已成为血液净化从业人员的首要任务。加强血液透析患者的管理和监测，对透析各重要环节的质量控制，是血液透析质量管理工作的重中之重。

第一节　透析用水及透析液质量控制

一、透析用水的水质监控

国家食品药品监督管理局（CFDA）发布《血液透析及其相关治疗用水》YY 0572—2015，以取代已执行达十年之久的YY0572—2005，并将从2017年1月1日起实施，新标准（YY 0572—2015）与旧标准（YY 0572—2005）相比，增加了对总氯、锑、铍、铊四种化学物最大允许量的要求；提高了对内毒素的控制要求；删除了对氯胺、氯、锡三种化学污染物最大允许量的要求。

（一）透析用水的基本概念与干预水平

透析用水：是指满足于YY 0572-2015要求的且适用于血液透析用途的水，

包括透析液的制备用水、透析器的处理用水、透析浓缩液的制备用水和在线置换液制备用水。

干预水平：污染物浓度，当达到该浓度时应采取干预措施阻断其升高至不可接受的水平。

（二）新标准对微生物与内毒素含量的要求

（1）透析用水中的细菌总量：应不超过100cfu/ml，干预水平是最大允许水平的50%。

（2）透析用水中的内毒素含量：应不超过0.25EU/ml，干预水平是最大允许水平的50%。

（三）新标准对化学污染的最大允许量要求

（1）透析用水中有毒化学物的最大允许量mg/L：铝0.01、总氯0.1、铜0.1、氟化物0.2、铅0.005、盐酸盐（氮）2、硫酸盐100、锌0.1。

（2）透析溶液中的电解质最大允许量mg/L（mmol/L）：钙2（0.05）、镁4（0.15）、钾8（0.2）、钠70（3.0）。

（3）透析用水中微量元素的最大允许量mg/L：锑0.006、砷0.005、钡0.1、铍0.0004、镉0.001、铬0.001、汞0.0002、硒0.09、银0.005、铊0.002。

二、透析液的质量控制

（一）透析液成分及浓度

透析液成分与人体内环境成分相似，主要有钠、钾、钙和镁四种阳离子，氯和碳酸氢根两种阴离子，部分透析液含有葡萄糖，具体成分及浓度：

1.钠。常用透析液钠离子浓度为 135～145mmol/L，少数特殊病情（如低钠血症、高钠血症等）患者用低钠（钠离子浓度低于130mmol/L）或高钠（钠离子浓度高于145mmol/L）透析液。

2.钾。透析液钾离子浓度为 0～4mmol/L，常用钾浓度为 2mmol/L，临床应依据患者血钾浓度适当调整。

3.钙。终末期肾衰竭患者有低钙血症倾向。常用透析液钙离子浓度一般为1.5mmol/L；当患者患高钙血症时，应将透析液钙离子浓度调至 1.25mmol/L；当患者患低钙血症时，透析液钙离子浓度调至 1.75mmol/L。

4.镁。透析液镁浓度一般为 0.5 ～ 0.75mmol/L。

5.氯。透析液浓度与细胞外液氯离子浓度相似，一般为 100～115mmol/L。

6.葡萄糖。分含糖透析液（0～5.5 mmol/L）和无糖透析液两种。

7.透析液碳酸氢盐。透析液碳酸氢盐浓度为 30～40mmol/L。

8.醋酸根。浓缩液中常加入2～4mmol/L 醋酸，调整透析液pH和防止CO_2挥发。

（二）透析液的要求

1.购买的浓缩液或干粉的生产厂商，应具有国家相关部门颁发的注册证、生产许可证或经营许可证、卫生许可证。

2.医疗机构制剂室生产血液透析浓缩液应取得"医疗器械生产企业许可证"后按国家相关部门制定的标准生产。

（三）透析液的质量控制

透析液细菌培养应每月1次，要求细菌数小于100cfu/ml，透析液的内毒素检测至少每3个月1次，内毒素小于0.25 FU/ml。透析液的细菌、内毒素检测每台透析机至少每年检测 1 次。

第二节　血液透析充分性的监测

在过去的几十年里，透析依赖患者群体生存率已经明显提高，现在突出的问题是并发症。伴有严重并发症、透析治疗较晚、透析不充分、总体机能降低的老年患者透析后一年生存率仅为25%，而那些不伴有其他严重疾病、透析较充分、继续参加社会活动的透析患者一年生存率达到100%，五年生存率仍高达80%。年龄对预后的影响已经远远低于并发症。充分的血液透析越来越受到重视。

透析充分性含义：①透析充分性应该最大程度提高患者生活质量，减少并发症，帮助患者保持生活和工作能力。②透析充分性不但是溶质清除率超过某个数值，而且不能仅仅以溶质清除率为标志。③最佳透析应该是治疗效果不能进一步改善的透析治疗。④透析方案应个体化，并规律监测和评估。

评估透析充分性应包括：①患者身心健康状况。②患者营养状态。③小分子清除率（尿素动力学模型）。④超滤充分性。⑤血压控制。⑥蛋白分解率（PCR）；⑦贫血、酸中毒和骨病控制。

（一）尿毒症毒素

慢性肾功能衰竭（尿毒症）患者无论排出的尿量是否减少，其体内都会聚集有各种溶质，即尿毒症毒素。尿毒症毒素影响细胞的基本功能，引起组织器官功能异常，其中胃肠道及中枢神经系统影响最明显，表现为食欲下降、恶心、体重降低、注意力不集中、疲劳、瘙痒、味觉障碍、女性月经失调等。

1.尿毒症毒素的分类

以往常用的分类方法是根据尿毒症毒素分子量的大小来分类，据此可将尿毒症毒素分为以下三类:

（1）小分子物质（分子量 < 500D），其代表物质有尿素、肌酐、胺类（脂肪族胺、芳香族胺和多胺）、酚类等。

（2）中分子物质（分子量500~12000D），代表物质有P2微球蛋白（BMG）、甲状旁腺素（PTH）。

（3）大分子物质（分子量 > 12000D），其代表物质有瘦素（epin）、中性粒细胞抑制蛋白I（GIP－1）、中性粒细胞抑制蛋白I（GIP－I）、终末氧化蛋白产物。

2.根据毒素的性质不同可将其分类为矿物质、氮代谢产物、多肽类、蛋白质类、脂质类等。

（二）血液透析充分性测定方法

1.小分子毒素清除测定方法

（1）尿素清除率指数：主要是根据尿素动力学模型，通过测定透析前后血尿素水平并计算得来的。目前常用的是 spkt／V、eKt和std－Kt/V，其中spKt/V因计算相对简单而应用较广。单室尿素动力学模型（spKT/V）是基于质量守恒定律，即任何物质在体内的蓄积是输入与排出之间的差，或生成与清除（透析与残余肾功能）之差。K：透析器尿素清除率，单位L／min，它是单位透析面积的清除率和血液流速与透析液流速的函数。T：透析治疗时间，单位min。V：尿素分布容积（体重×0.58），单位L。ln：自然对数。UF：超滤量（L）。W：透析后体重（kg）。k是尿素清除分数，K是无单位的比值，反映每次透析的尿素清除分数，也称为尿素清除指数，是评价小分子溶质清除量的重要指标。其公式如下：

$spKt/V = -\ln$（透后血尿素透前血尿素 $- 0.008 \times$ 治疗时间）$+$（$4 - 3.5 \times$ 透后血尿素透前血尿素）（透后体重—透前体重）／透后体重。治疗时间单位：小时。

（2）尿素下降率（URR）：是指单次透析清除尿素的分数。其中，R为透析后尿素／透析前尿素其公式如下：URR（％6）$= 100$（$1 - R$）

（3）时间平均尿素浓度（Tacurea）。

（4）溶质清除指数（SRI）：SRI根据溶质清除量评估透析的充分性，即时间段内溶质净清除量应等于溶质净生成量。溶质清除指数（SRI）与尿素平均时间浓度（Tacurea）呈负相关，TA Curea升高，提示与饮食摄入的氮质量相比，透析清除量偏低，导致体内尿素积聚。

（5）排废透析液尿素清除量测定：建立透析液侧的尿素动力学模型有多种方法，包括收集全部或部分排废透析液，测定尿素清除量、电化学法持续测定排废透析液尿素清除量

联机监测尿素清除量。该法可以通过尿素清除指数（Kt/V）和溶质清除指数（SRI）两个动力学参数来监测血液透析效果

（6）联机动态尿素清除率监测在透析机中安装联机动态尿素清除率监测器（OCM），通过两个电导度传感器对透析器前后透析液进行测量来测定血液钠离子的变化，可在透析的

同时进行KT/V计算，既方便临床监测，又可随时调整透析参数。

（三）影响血液透析充分性的因素

1.蛋白分解率（PCR）：20世纪80年代，NCDS推荐应用UN的Tacurea及校正的蛋白分解率（nPCR）两个指标评估透析效果。研究证明 Tacurea和nPCR与预后关系密切。Lindsay等进行研究验证了在血液透析患者中，mPCR变化依赖于V的变化并提出假说解释此种现象：K的增加将更为有效地清除内毒素，从而改善食欲，提高饮食蛋白摄入（DPD和nPCR），减少并发症，降低病死率，并提高患者的生存质量。nPCR决定BUN的生成速率和生成量，只有保证摄入足够量的蛋白质，以vV、URR、Tacurea判断透析是否充分才是可靠的。

2.残余肾功能（RRF）：慢性肾衰竭患者透析初期，都存在一定的RRF，但

是随着维持性透析时间的延长，RRF会逐渐丧失。

根据美国肾脏病基金会透析质量评估标准（DOQ）要求，由于RRF在血液透析过程中会逐渐丧失，要求患者在RRF丧失后延长透析时间而不易做到，或RRF丧失不易识别导致血液透析不充分，故建议计算KⅣ时不考虑残余肾功能。

3.血管通路再循环（AR）：血管通路再循环是指静脉端已透析过的血液，沿血管通路逆流至动脉端，再次进入体外循环的过程。由于存在AR过的血液未经体循环而进入透析器，造成无效透析，影响透析效果。一般的血管通路没有AR，只有当透析器血流速度超过血管通路血流速时，才会产生AR。因此，血管通路条件不好的患者难以达到高血流速透析，此类患者透析效率就较低。

4.透析器的复用：目前，我国大多数透析单位较少重复使用透析器，透析器重复使用有可能会导致透析器内残余血量堵塞纤维，使透析膜有效面积减少，KV下降。

5.超滤量（UF）：在血液透析过程中，由于存在UF，造成尿素分布容积减少和溶质清除增加，因此K可随UF而增加，但是另一方面，UF过量又可导致低血压，继而使KP下降，因此，仅仅UF改变对K的影响并不显著。

6.透析后尿素反跳（PDUR）：K和R值的计算均是根据透析前、后的BUN浓度计算比值求得的，特别是透析后的BUN值应力求准确，否则会使K和R值明显偏离实际值，导致错误的判断。PDUR约30min才能达到平衡状态，由于存在PDUR，透析结束后BUN很快回升，使得透析结束时采血检测的BUN浓度偏低，计算出的K/tv值偏高。

7.其他因素：

（1）血流量：血流量不足将影响透析充分性，一般要求血流量每分钟至少达到体重的4倍。

（2）透析液流量：一般常规设置透析液流量为500ml／min，透析液流量增加，透析器清除率也增加。

（3）治疗时间：尿素的清除量与透析时间长短及透析器的尿素运转面积系数（KoA）有关，高KA的透析器清除血浆尿素量所需的时间较短。

（4）治疗频率：有研究表明在每周透析总时间一样的情况下，透析频率越高越有益。

（5）透析低血压：在透析过程中，由于超滤量过大、贫血、心脏病变或其他因素造成的低血压。

（6）血标本采集：为了保证Kt/V计算的准确性，在血样采集时应注意以下问题：透前血样应该在透析开始之前使用干燥的动脉针或干燥的动脉针管路（没有盐水和肝素）采取，以免盐水或肝素的稀释。采集透析后血样时，为了避免任何可能的通路再循环，在从透析动脉管路近端采血点采血前15s应该将血流速降至100ml/min并维持15~20s，停止血泵后采血。

（五）血透充分性评价频率

血液透析充分性评价频率为每月评价一次，若出现下列情况，应增加评价次数。

（1）病人对血透治疗顺应性差，需提前结束透析。

（2）透析中低血压或心绞痛发作缩短了透析时间。

（3）透析中出现意外情况，如血流量不足、治疗中断及透析器凝血等。

（4）调整血液透析方案。

（六）血液透析充分性的标准

（1）病人自我感觉良好。

（2）适当的肌肉组织（肌酐产生率至少每天125 umolkg）。

（3）血压得到良好控制（＜14090mmHg）。

（4）没有明显的液体负荷（＜3％体重）。

（5）轻微酸中毒（HCO3≥22 mmol／L），轻度高血钾或高磷血症。

（6）血清白蛋白≥35gL。

（7）血红蛋白＞10gL，血细胞比容Hct＞30％。

（8）轻微肾性骨病。

（9）周围神经传导速度和脑电图正常

（10）KV=1.3，URR=709％，nPCR>1.0g/（kg·d）

（七）增强透析患者充分性的措施

（1）加强患者教育，提高治疗依从性，以保证完成每次设定透析时间及每周透析计划。

（2）控制患者透析间期容量增长。要求透析间期控制钠盐和水分摄入，透析间期体重增长不超过干体重的5%，一般每日体重增长不超过1kg。

（3）定期评估和调整干体重。

（4）加强饮食指导，定期进行营养状况评估和干预。

（5）通过调整透析时间和透析频率、采用生物相容性和溶质清除性能好的透析器、调整透析参数等方式保证血液透析对毒素的有效充分清除。

（6）通过改变透析模式（如进行透析滤过治疗）及应用高通量透析膜等方法，努力提高血液透析对中大分子毒素的清除能力。

（7）定期对心血管、贫血、钙磷和骨代谢等尿毒症并发症进行评估，并及时调整治疗方案。

第三节　透析患者的管理

血液净化室（中心）患者大多为门诊、规律、长期血液透析患者。许多研究者采用不同的生活质量量表调查均表明了血液透析患者的生存、生活质量显著低于一般人群。随着医学、护理模式的发展，病死率的降低不再是血液透析治疗追求的唯一目标。而保证透析效果、提高患者生活质量、改善患者预后的重要手段是加强维持性血液透析患者的管理及监测。

一、建立系统完整的病历档案

血液透析室（中心）应制定严格的接诊制度，对血液透析患者实行实名制管理。每个新入透析患者均需建立病历记录。透析患者完整的病历档案包括：

1.病历首页患者的相关信息如有效证件号码、联系电话、住址、工作单位等，透析病史，患者原发病，目前的并发症情况。

2.相关检查、检验报告患者的实验室和影像学检查结果等。

3.透析过程及病情变化透析记录单上应记录：血液透析前、中、后的生命体征、透析方案、参数的设置、病情观察、不良反应、治疗、处理记录、透析后小结、超滤量等。

4.阶段小结包括患者病情记录、用药、治疗方案的调整等。

5.各种血液净化治疗、有创治疗（如深静脉置管术）、大额费用等知情同意及沟通资料等。完整的病历档案有利于透析的医护人员全面了解患者病情，调整透析治疗方案。

二、透析间期的患者管理

1.透析患者的治疗是终身的、长期的，医护人员应对患者做好疾病知识的健康教育，包括用药，如药物的种类、剂量、使用方法、作用及不良反应等；治疗目的、方法；饮食；并发症的预防等，向患者说明配合治疗的重要性。纠正患者不良生活习惯，包括戒烟、戒酒、生活规律等。

2.做好饮食管理包括控制水和钠盐的摄入，控制饮食中磷的摄入，少食高磷食物；控制饮食中钾摄入，以避免发生高钾血症。保证患者每日蛋白质摄入量达到1.2~1.5g/kg体重，并保证足够的碳水化合物摄入，以避免出现营养不良。

3.控制透析间期的体重增长，不超过5%或每日体重增长不超过1kg。

4.指导患者做好自我监测:记录每日尿量及体重情况、测量血压并记录。

5.指导患者维护和监测血管通路：动静脉内瘘者每日应对内瘘进触诊有无震颤，也可听诊检查有无杂音；对中心静脉置管患者每日应注意观察置管部位敷料情况、置管口有无出血、局部分泌物和局部出现不适表现等，一旦发现异常应及时就诊。

6.指导患者适当运动：适当的体力锻炼可以增加骨骼肌肉的供氧，改善体内钙、磷代谢异常，增强食欲、改善睡眠，可提高患者的营养状况、改善患者精神状态、提高患者的生存质量。但运动要循序渐进，以不加重心脏负担为前提，运动过程中注意生命体征变化，防止不良反应发生。

三、透析过程患者的管理

（1）患者透析前需经医生接诊，制定透析方案，设定透析医嘱后，护理人员根据医嘱上机进行血液透析。

（2）患者透析时间及机器相对固定，便于医护人员的工作安排及对透析患者的管理预防血源性感染。

（3）透析过程加强对患者生命体征的监测，注意观察病情变化，及时发现并处理。

（4）密切观察血管通路情况。

四、定期评估与处理并发症

（1）每月检查1次血常规、肾功能、血电解质（包括血钾、血钙、血磷、HCO_3或CO_2CP等）血清钙水平维持在正常低限，约$2.10 \sim 2.37$ mmovl（$8.4 \sim 9.5$mg／dl）；血磷水平维持在$1.13 \sim 1.78$molL（$3.5 \sim 5$mgdI）。发现异常应及时调整透析处方和药物治疗。血糖和血脂等代谢指标，建议有条件者每$1 \sim 3$个月检测1次。

（2）每3个月检查1次铁指标。一旦发现血清铁蛋白低于200ng／ml或转铁蛋白饱和度低于20%，需进行铁剂治疗。

（3）血红蛋白（Hb）最好维持于$110 \sim 120$g/L的水平。如血红蛋白（Hb）低于110g/L，则应及时调整促红细胞生成素用量。

（4）每3个月检查1次血iPTH水平，血PTH维持在$150 \sim 300$gmle。

（5）每3个月评估1次整体的营养及炎症状态。包括血清营养学指标、血HSCRP水平、nPCR及营养相关的体格检查指标等。

（6）每3个月评估1次KvV和URR。要求spKW至少1.2，目标为1.4；URR至少65%，目标为70%。

（7）每$6 \sim 12$个月进行1次心血管结构和功能测定，包括心电图、心脏超声、外周血管彩色超声等检查。

（8）每次内瘘穿刺前均应进行内瘘血管检查评估：检查内瘘皮肤、血管震颤、有无肿块等改变。并定期进行内瘘血管流量、血管壁彩色超声等检查。

（9）进行传染病学指标检查：包括乙肝、丙肝病毒标记，HIV和梅毒血清学指标。要求开始透析患者，应首次、第3个月、第6个月检测1次；维持性透析6个月以上患者，应每6个月检测1次。

第四节　血液净化室（中心）的质量管理

建立完善质量管理体系，明确工作人员岗位职责，制定技术规范、操作规程及应急预案，并遵照执行。定期开展医疗护理质量控制工作，并持续改进护理质量，建立健全制度并落实各项规章制度。

一、血液净化室（中心）的质量与安全管理体系

中心内主任护师、副主任护师、主管护师、护师、护士、规培护士岗位设置应符合护理岗位配备比例要求。成立相应的质量控制小组，小组成员由科主任、护士长及科室骨干组成。质控小组负责制定相应的工作制定、职责及质控管理细则，按要求定期对科室护理质量进行自查，对各级质控中存在的缺陷进行分析和整改，每月至少召开一次质量分析会，反馈各级护理质量的检查情况。定期对护士进行各类护理质量标准的培训，提高护士对质控标准的认知度。

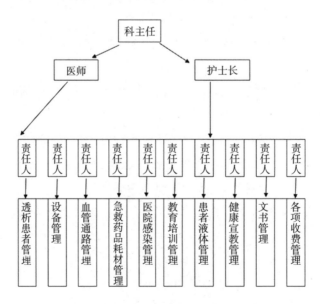

质量与安全管理小组架构图

二、血透室护理质量管理工作制度

1.建立质量与安全管理小组，履行护理质量管理职责，全面督导、检查各项护理工作。

2.实行护理部主任–科护士长–病区护士长三级质量管理体系质量管理责任制，护理质量责任制要落实到透析过程的每个环节，每个岗位，每个人，要有明确的质量管理要求和质量检查考评制度，做到逐级负责，层层把关。

3.开展质量管理培训，提高护理人员的质量意识和管理意识，自觉掌握和运用质量管理方法，如QCC、PDCA等质量管理工具。

4.制定和修订护理质量标准。根据国家法律法规、卫生行政主管部门和行业颁发的相关指南与规范，制定并修订护理质量评价标准。

5.定期组织护理质量督查，发现问题及时反馈，及时分析、及时改进。做好质量信息数据收集工作，逐步建立以数据统计为中心环节的质量信息管理系统和管理制度，做到质量信息的收集、传递、反馈、处理等准确、及时、有效。运用质量管理工具进行系统科学分析，持续改进护理质量。

三、血液净化室（中心）护理质量与安全管理小组职责

责任人	血管通路管理	1.对所有血管通路患者建立档案，评估确定内瘘穿刺方案 2.新内瘘、中心静脉留置管每周检查一次功能，使用中内瘘每月检查一次功能，并填写内瘘评估单和中心静脉留置导管维护记录单 3.定期检查评估内瘘、中心静脉留置管导管的护理 4.记录完整，有月小结，年总结，汇总分析，持续改进
	教育培训管理	1.完成新护士带教培训、考核 2.完成全年抢救设备培训及应急演练 3.完成每月理论和操作培训安排 4.协助护士长做好每月的理论及操作考核并做好记录 5.协助护士长做好护理查房、缺陷讨论及危重病、疑难问题讨论 6.实习生、进修生培训带教老师讲课，并有出科考试 7.组织业务提问及讨论

急救药品耗材管理		1.一次性无菌耗材有提取使用流程与登记制度，存放在符合条件的库房内 2.使用前检查效期、与破损现象，记录相关不良反应并有应对处理流程 3.酌情领取当月耗材及药品 4.做好出入库登记，及月底盘点工作，列出下月药品、耗材的计划 5.每周检查抢救车药品及物品，冰箱药品的有效期，摆放，药品的补充并记录 5.每周检查所有耗材的备用情况 6.确保各类药品、耗材的规范放置，摆放整齐
液体管理		1.掌握体液失衡对血液透析对血流动力学的影响，责任护士与医生根据患者干体重与心胸比，正确确定并调整患者干体重 2.正确选择除水方法和速度，防止体液失衡的护理干预 3.每周抽查执行治疗中参数设定时护理核对制度落实情况 4.每月抽查患者干体重维持、饮水控制情况
各项收费管理		1.预算患者每月透析费用并开出缴费单 2.每月20号检查费用到位、输入电脑情况 3.核对并统计每月HDF、HD、HP、HFD记账 4.每月透析费结账并打印清单公布 5.每月住院病人记账并统计费用 6.每月核算收支差
透析患者管理		1.建立患者档案，有透析患者接诊、登记相关制度，实行患者实名制管理 2.透析病例包括首次病历、透析记录、化验记录、用药记录 3.根据化验结果定期调整患者药物治疗 4.每季度评估患者透析充分性及营养指标，调整患者的透析方案 5.每月抽10名患者Kt/V监测并记录 6.每月抽10名患者有效循环血量监测并记录 7.每月抽10名患者做满意度调查 8.查首次透析及特殊治疗签同意书 9.协助医生新病人有传染病相关检查，维持透析患者6个月做1次传染病相关检查，并保留原始记录，登记患者检查结果 10.协助医生透析患者并发症相关指标达标率 11.协助医生透析患者并发症记录

	院感管理	1.治疗区域按Ⅲ类环境要求控制。保持空气清新，空气消毒每日一次，床单位物品一人一用，防止交叉感染 2.透析机、床单位、地面每班透析结束消毒、清洁后方可进行下班治疗。有医院感染紧急情况处理预案，并定期演练 3.有隔离治疗区域管理制度和具体措施。配备专门的治疗用物，医护人员相对固定 4.透析使用的医疗器械、器具符合国家相关规定，有管理制度及措施 5.定期进行水质检测并保留原始记录 6.建立医院感染监测制度，开展环境卫生学监测和感染病例监测。按要求检测透析液及透析用水，内毒素及细菌培养和化学污染物检测。发现问题分析原因及时改进 7.医务人员严格执行无菌操作技术和手卫生规范，实施标准预防 8.每月院感检查、督促并召开院感会议，对存在问题与缺陷有改进的措施 9.做好院感培训 10.检查垃圾分类处理、放置规范并有记录签名
	设备管理	1.每台透析机建立档案，包括运转、维修、信息记录 2.每月检测正常运转，包括超滤、监测、报警系统 3.按要求进行操作，按设备说明进行保养 4.每月对透析机状况进行检查校准，包括漏血、气泡和透析液电导率、pH监测 5.定期更换机器消毒液并有记录 6.水处理设备应建立档案、包括技术操作信息、消毒冲洗记录、问题和维修记录 7.软化器定期加盐，反渗机定期更换滤心，并有记录 8.每周检测一次水质并有完整的水质量监测记录 9.水处理系统保养规范有专项记录 10.除颤仪、监护仪电充足状态，备有电极，简易呼吸器保持完好状态 11.氧气备用充足，湿化瓶、氧气表、扳手等用物固定放置 12.微量泵保持完好状态，有故障及时维修 13.血压计、听诊器、止血钳、布巾钳确保正常使用，定期消毒，有问题及时维修 14.电子秤确保准确性，必要时通知效正 15.所有抢救设备及物品保持清洁，按急救物品要求管理

文书管理	1.透析单记录字迹整洁、无涂改，记录项目完整 2.各种记录准确、及时、无遗漏 3.交班报告书写规范 4.及时清理转出、死亡病历 5.维持透析患者手工病历每半年整理一次，并做好标识，放入库房保管

四、质量管理控制要求

通过从参与质控的三级质控网络不定期进行定期检查，每月有小结，每季有总结工作，将存在问题在科内整改，流程如下：

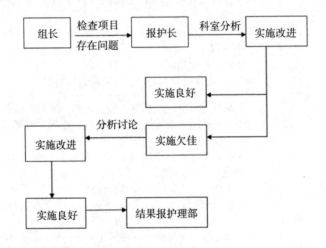

五、质控查检表查检说明（质控方法）

1.医院感染控制质量查检表1

2.医院感染控制质量查检表2

一周查检2次，每次查1位护士。

计算两个率：

①消毒隔离执行合格率（医院感染控制质量查检表1和医院感染控制质量查检表2中所有项目计算合格率）。

②透析液及透析用水生物监测合格率（医院感染控制质量查检表2中"卫生学检测"中的项目计算合格率）

3.手卫生查检表：一周查检1次，每次查5个人或5个手卫生行为。

本表计算两个率①手卫生执行率（"操作规程"中的第二项"工作人员落实手卫生指征"，实际执行了的次数除以5就是手卫生执行率）

②正确洗手合格率：表中所有项目计算合格率，分子：表中所有的"是"项+执行数；分母：护理管理的项目数4+操作规程的总数15，为19（其中"操作规程"中的项目，因查了5个人或5个手卫生行为，所以总数计算为15）。

4.血透室医学装备及应急能力安全查检表1

一周查检1次，每周查2位护士。

①透析耗材提取使用合格率（"耗材"中的项目计算合格率）。

②医学装备及应急能力管理合格率（整张表的所有项目计算合格率）。

③急救物品、仪器完好率。

5.血透室医学装备及应急能力安全查检表2

设备维护合格率:一月查检1次（表中所有项目计算合格率）。

6.血透室用药安全管理质量查检表

一周查检1次，每周查1位护士。本表计算病区用药安全管理合格率（整张表的所有项目计算合格率）。

7.血透室抢救车管理质量查检表

一月查检1次，随用随查；本表计算抢救车管理合格率（整张表的所有项目计算合格率）。

8.血透室查对制度质量查检表

一月查检1次，每次查20位护士。

9.血透室科室教学质量查检表

一月查检1次。

10.血透室健康教育质量查检表1

11.血透室健康教育质量查检表2

一月查检1次，血透室健康教育质量检查表1和血透室健康教育质量表2中的内容都是询问患者是否知晓，每月总例数30个病人。

健康教育查检表计算两个率：

①健康教育落实率（查检表中7个大项目计算健康教育落实率）。

②健康教育知晓率（表中所有项目计算知晓率）。

12.血透室优质护理服务质量查检表

一月查检1次，每月查5位护士（查检表中，"护理管理"中的"有优质护理服务目标和落实措施"每季度查一次即可；"护理管理"中的"卫生状况良好"是指病人的卫生情况）。

本表计算优质护理服务执行合格率（表中所有项目计算合格率）。

13.血透室血管通路查检表

一周查检一次，查5个护士5个病人，尽量查新病人，本表计算血管通路管理合格率（整张表的所有项目计算合格率）。

血透室医院感染控制质量查检表1
（年科室版）

检查日期	责任护士	管理							标准预防			消毒隔离			检查项目数	达标项目数
	制定院感室感染管理制度及监控工作职责	每月自查，有记录	每月感染培训至少一次，有记录	布局合理分区明确	设有流动水洗手设施	拖布分区使用，标识明确。	每日进行环境清洁消毒。空气消毒机每3个月清洗一次，有记录。		工作人员进入血透应更衣、换鞋、戴帽子、口罩，严格执行手卫生规范。	做好职业安全防护	工作人员定期体检，必要时注射乙肝疫苗。	严格执行消毒隔离制度和无菌操作规程	透析病人等一用一更换病服	病人透析感染项目遵循0、3、6个月原则；透析病人6个月一次首透患者四项查		
	是 否	是 否	是 否	是 否	是 否	是 否	是 否		是 否	是 否	是 否	是 否	是 否	是 否		

备注：

血透室医院感染控制质量查检表2
（年科室版）

科室：　　　　　　检查人员：

类别	检查项目	是	否
消毒隔离	传染病患者分机分区进行隔离使用的设备和物品有标识	是	否
	透析中出现发热反应的病人，及时进行透析和血培养	是	否
	每次透析结束机器表面及地面及时进行消毒擦拭	是	否
	透析单元内所有物品表面及地面用消毒剂进行擦拭消毒	是	否
	透析时如发生破膜、传感器渗漏，在透析结束后立即消毒，消毒后的机器方可再次使用	是	否
	透析器管路不得重复使用	是	否
	各种注射执行一人一针一管一用，不得重复使用	是	否
	一次性无菌物品在有效期内使用，不得重复使用	是	否
	消毒剂按《消毒技术规范》要求使用	是	否
	待用的湿化瓶、吸引器瓶按要求消毒、保存	是	否
卫生学检测	空气、物体表面和医护人员手的监测：每季一次，结果符合要求并有相应的记录	是	否
	化学污染物检测：水每年1次，质量每周1次并有记录；电导度每天监测；透析和透析液内毒素每季度检测1次并有记录；细菌培养每月1次有记录	是	否
医疗废物处理	医疗废物按规定分类放置、密闭保存、运送	是	否
	包装物与容器符合规定要求	是	否
	标签项目填写完整、封口符合要求	是	否
	交接记录内容完善、资料保存齐全	是	否
	检查项目数		
	达标项目数		

责任护士　　　　检查日期

备注：

手卫生查检表

（　　年科室版）

检查人员：

检查时间：

注：第6项的总数为被检查人数，执行为手卫生落实的人数，计算出手卫生执行率。在计算正确洗手合格率时，执行数计入达标项目数，总数计入检查项目数。

检查日期	责任护士	护理管理										操作规程							检查项目数	达标项目数
		科室正确配置有效、便捷的手卫生设备		配备合适的清洁剂和干手物品		配备洗手流程及说明图		快速手消毒剂无过期		护士着装整洁，不留长指甲、不戴戒指，手镯		工作人员落实手卫生指征			洗手和卫生消毒方法正确			
		是	否	是	否	是	否	是	否	是	否	总数	执行	是	否				

备注：

血透室医学装备及应急能力安全查检表1（年科室版）

科室：　　　　检查人员：

责任护士姓名	床号	检查时间	医学装备																	耗材								应急能力								检查项目数	达标项目数
			抢救仪设备完好，处于备用状态		抢救车内药品封口双签，记名登准确完整		抢救车内物品有效期在，包装内签名登记		抢救物品到五"定"，性能完好		抢救物品及器材班班交接		除颤仪质检规范		病区抢救仪设备时校准按时执行及记录		每月护士长检查抢救仪器及设备		冰箱无私人物品		温度达标		一次性耗材每周检查，护士长每月检查		有取耗材流程，出入库登记		掌握抢救设备技能		掌握急救仪器的操作规程、识别故障及处理		能识别常见异常心电图		危急时及时报告并填写规范			
			是	否	是	否	是	否	是	否	是	否	是	否	是	否	是	否	是	否	是	否	是	否	是	否	是	否	是	否	是	否	是	否		

备注：

血透室医学装备及应急能力安全查检表2

（年科室版）

检查人员：

（四）设备维护

科室：

检查时间	床号	姓名（责任护士）	水处理设备符合国标要求。		设备有操作运行和维修记录并保留维修单。		每月检查设备运转正常。		有设备与档案记录。		反渗水供应线路上不设开放式备水装置。		有操作运行和维修记录。		软化器定期加盐，反渗机定期更换滤心，水处理系统保养规范，并有记录。		定期对反渗机和供水管路进行消毒和冲洗，冲洗后检测消毒剂残留量，有记录。		检查项目数	达标项目数
			是	否	是	否	是	否	是	否	是	否	是	否	是	否	是	否		

备注：

血透室用药安全管理质量查检表（　年科室版）

检查科室：

时间	床号	责任护士姓名	（一）药品管理								（二）药品查对				（三）用药观察						检查项目数	达标项目数
			备用药分开放置，统一标识	药品管理"左进右出"，标识清晰	毒、麻、精神类药品"双人加锁管理，专药专用"，药品单独放置，账物相符	高危药品单独放置，醒目标识	冰箱监测温度	冰箱药品管理规范	基数药品每天检查	基数药品护士长每月检查	双人核对医嘱治疗单、服药单等	掌握"5R"原则	开瓶药品有日期，时间，用法，在有效期内	严格执行三查八对	口服药按时发放，服药到口	对药物过敏等特殊患者，有识别标志，用药加强观察	做好用药指导	掌握专科药品的名称、剂量及作用	掌握高危药品管理制度	掌握药物不良反应急应预案		
			是 否	是 否	是 否	是 否	是 否	是 否	是 否	是 否	是 否	是 否	是 否	是 否	是 否	是 否	是 否	是 否	是 否	是 否		

备注：

血透室抢救车管理质量查检表（车科室版）

检查人员：

时间	床号	姓名	责任护士	药品、物品管理					护理管理				检查项目数	达标项目数
				抢救车清洁，物品摆放整齐有序	标示清楚，平面图清晰，物品便于拿取	清单与车内物品药品实际相符	抢救车药品及物品齐全，做到"四定、三及时"	抢救车内无近效期一月内或过期的药品和物品	护士熟悉药品及物品摆放，能快速拿取	护士清楚急救药品的剂量、浓度、用法、作用及副作用	封存管理符合要求	有专人定时或管理，交接记录及时，记录完整，护士长每月有检查记录		
				是　否	是　否	是　否	是　否	是　否	是　否	是　否	是　否	是　否		

备注：

血透室查对制度质量检查表（　　年科室版）

检查科室：

时间	床号	姓名	责任护士	查对制度																检查项目数	达标项目数
				及时准确执行医嘱并签名		严格遵守查对制度、操作规程与给药原则		危急情况下无医嘱自行紧急处理时及时报告医生补开医嘱并记录		透析过程中观察效果及反应		严格执行三查八对，并有签名		透析开始2人核对透析参数并签名		使用无菌物品时检查包装、灭菌日期与灭菌效果		护士知晓制度核心内容			
				是	否	是	否	是	否	是	否	是	否	是	否	是	否	是	否		

备注：

血透室科室教学质量查检表

（　　年科室版）

科室：　　　　　检查人员：

检查日期	护士姓名	岗位培训													层级管理								检查项目数	达标项目数
		组织业务提问及讨论		抢救设备培训及急救演练		每月理论培训		每月的理论操作及考核并做好记录		做好护理房查、缺陷讨论危重病例讨论、疑难问题讨论晓考核绩效方案		实习生带教培训老师讲课并有出科考试		所有培训内容有详细记录，对存在问题并有改进措施		有层级管理制度的标准		排班体现层级按层级管理危重病人		按计划有理论考核		按计划有操作考核			
		是	否	是	否	是	否	是	否	是	否	是	否	是	否	是	否	是	否	是	否	是	否		

备注：

血液室健康教育质量查检表1
（年科室版）

检查人员：

科室：

检查日期	患者床号、姓名	责任护士	新病人宣教								透析指导						疾病指导														检查项目数	达标项目数
			知晓责任护士和护士长		熟悉病区环境		熟悉病区各项规章制度		熟悉相关安全知识		知晓透析前注意事项		知晓透析中注意事项		知晓透析后注意事项		知晓血液透析目的		知晓相关疾病的症状特点		干体重的定义及意义		衡量透析充分临床指标		诱导透析阶段怎样配合		残余肾功能如何保养		如何预防透析并发症			
			是	否	是	否	是	否	是	否	是	否	是	否	是	否	是	否	是	否	是	否	是	否	是	否	是	否	是	否		

备注：

血透室健康教育质量查检表2
（ 年科室版）

检查人员：

科室：

检查日期	患者床号、姓名	责任护士号、姓名	血管通路指导						营养指导								检查药物指导								康复指导						检查项目数	达标项目数
			知晓临时性导管注意事项		知晓长期性导管注意事项		知晓新建内瘘如何锻炼注意事项		知晓透析患者营养疗法的原则		如何限制水、钠摄入、是否限制钾		知晓常见食物含量		透析间期体重增长多少合适		避免使用有害肾脏的药物		透析病人常用药物指导		使用抗凝药的目的及注意事项		定期检查的目的及指导		如何预防和治疗心理障碍		如何保持良好的情绪		自我保健知识指导			
			是	否	是	否	是	否	是	否	是	否	是	否	是	否	是	否	是	否	是	否	是	否	是	否	是	否	是	否		

备注：

血透室优质护理服务质量查检表
（年科室版）

科室：　　　检查人员：

检查日期	患者床号、姓名	责任护士姓名	护理管理									护理质量					检查项目数	达标项目数
			有优质护理服务目标和落实措施	知晓岗位职责、工作流程	实行整体护理责任包干分管病人数	有质控检查，有季度改进记录	知晓绩效考核方案	有弹性排班、有应急管理方案	知晓优质护理服务的目标内涵	卫生情况良好	对患者的各项护理措施实施到位	知晓患者病情及治疗	知晓分管患者护理的重点内容	询问患者对责任护士知晓		
			是 否	是 否	是 否	是 否	是 否	是 否	是 否	是 否	是 否	是 否	是 否	是 否		

备注：

血透室血管通路查检表
（　　年科室版）

科室：　　　　　检查人员：

床号	姓名（责任护士）	血管通路管理								导管护理								内瘘护理								检查项目数		达标项目数
		建立透析患者血管通路信息档案		导管置管时间、拔管时间、血流量		内瘘建立时间、使用时间、第几次造瘘、血流量、内瘘失功原因、成熟情况等		每次透析时注意观察有无并发症并及时处理		按照中心静脉置管护理流程规范操作		每次透析检查导管通畅性，有无感染、血栓，血流量是否达标，发现问题及时处理		透析结束后做好导管维护的并做记录		指导患者相关知识及注意事项		术后连续3次透析检查内瘘通畅情况，并指导自我观察及护理		术后2周后每周检查1次内瘘通畅情况，并指导假期自我锻炼，直到内瘘成熟		新瘘前3次穿刺、按压由经验护士操作，并交代注意事项		每次检查结果及记录病人知晓相关情况				
		是	否	是	否	是	否	是	否	是	否	是	否	是	否	是	否	是	否	是	否	是	否	是	否		

检查时间：

备注：

血液透析患者满意度调查表

尊敬的病友：您好！

感谢您一直以来对我们工作的支持与信任，为了给大家提供更优质的护理服务，我们设计了此调查表，以了解您在血液透析期间对我科护理工作的满意情况，以利于我们工作的不断改进，谢谢您的合作！

1.您血透时，是否得到护士的热情接待？

（1）热情　　　　　　　（2）冷淡

2.您入院后，接待您的护士是否有跟您介绍病区的环境和血透患者透析须知？

（1）有　　　　　　　　（2）没有

3.您在透析期间，护士是否给您或家属做过相关饮食方面和用药方面的指导？

（1）有　　　　　　　　（2）没有

4.您在透析期间，护士是否给您或家属做过关于血管通路（内瘘）注意事项的介绍？

（1）有　　　　　　　　（2）没有

5.您对护士的技术操作是否满意？

（1）满意　　　　　　　（2）不满意

6.您对护士的服务态度是否满意？最满意护士提名（　　　　），最不满意护士提名（　　　　）。

（1）满意　　　　　　　（2）不满意

7.当您遇到问题并告诉护士时，能否及时得到护士的帮助？

（1）能　　　　　　　　（2）不能

8.透析室是否能保持安静？

（1）安静　　　　　　　（2）不安静

9.护士是否经常巡视病房？

（1）能　　　　　　　　（2）不能

10.您在行透析期间，护士是否经常与您聊天，关心您的生活？

（1）经常　　　　　　　　（2）从未关心过

请您留下对透析室工作的意见和建议：

血透室

填表日期：　　年　月　日

目前查检表要求计算一级、二级、三级质控指标的合格率，如以下抢救车、抢救器械管理、人员应急能力查检表：

血透室	抢救车管理									抢救药品管理								抢救物品管理						抢救器械管理								人员应急能力					
	有危重患者抢救流程	外观清洁	标识规范	登记本记录规范	班班交接	定位放置	定专人管理	定期检查消毒	遵循左进右出原则	药品齐全符合专科要求 定种类 定数量	药品基数与记录相符	放置有序	上锁管理	标签清楚、标识醒目	药品清洁、无变质、无过期			物品齐全符合专科要求 定种类 定数量	放置有序	物品清洁完好专科备用	备专科急救治疗包			抢救仪器（心电监护、除颤仪、电动吸引器、呼吸机、心电图机）	氧气筒/氧气枕	设备清洁良好备用	操作流程规范	设备放置规范备用	清洁完好清晰规范	放置规范标识无阳光直射	班班交接	识别急救仪器常见故障并规范处理	掌握急救仪器操作规程	掌握常用抢救药品名称用法等	掌握突发事件应急预案	掌握专科疾病急救流程	
	现场查看									现场查看								现场查看						现场查看								提问护士					

三级指标不合格数统计：三级指标　二级指标　一级指标

合格率：三级指标　二级指标　一级指标

合格率＝（总条目数－不适用条目数－不合格条目数）/（总条目数－不适用条目数）*100%

（王　敏　罗小娟　甘晓英）

第十三章　血液透析患者的健康指导

随着血液净化技术的迅速发展，维持性透析患者的生存率已越来越高。研究显示，患者自身的自我管理行为会直接影响到治疗的效果与预后。因此，血透护士应不断增强自身的业务素质，提高健康指导技能，帮助患者获得与治疗护理相关的知识以及保持健康的能力，减少透析并发症的发生，延长患者生存时间，提高患者生活质量。

第一节　健康指导对象及目的

任何教育活动的进行首先要有明确的教育对象，然后按照教育规律，根据教育对象确定教育目标，针对教育目标开展有目的、有计划、有组织的教育活动，然后对教育进行评估。

1.健康指导对象。确定教育对象是宣教工作的关键。血液透析护理的健康教育工作对象是接受透析治疗的患者及其家属，患者是被教育的主体，患者家属是被教育者的主要影响因素。健康宣教就是给透析患者灌输相关医学知识生活常识及方法，使他们了解自身的疾病，了解肾损害和尿毒症带给他们的危害。认识和理解血液透析和肾替代治疗方法，坦然接受治疗过程中遇到的问题。

2.健康指导目的。帮助患者建立生存信心和希望，使他们产生面对现实的勇气和积极配合治疗的自觉性。在护士的指导下，患者能够自觉地运用已学的知识充实自己，改变以往形成的不适合透析生活的行为和习惯以适应透析治疗的需要，使得透析并发症减少、生活质量提高、生命期延长，就达到了健康教育以人为本、以患者为中心的教育目的。血液透析患者健康教育的最终目标就是提高患者的生活质量和存活率。

第二节　健康指导方式

对透析患者进行健康指导的方式有多种，护士应根据患者年龄、个性、文化程度、职业特点、信念价值以及患者对疾病的认知、接受能力等方面的差异，进行不同方式的健康指导，以保证健康指导的效果。

一、讲解

口头讲解是最基本也是最主要的教育方法，可以分为主动讲解和被动讲解。主动讲解指护士根据标准教育的内容主动向患者宣传，适用于透析过程中针对患者个体存在的问题实施健康教育内容，例如，新患者透析中的注意事项、通路护理的基本常识、维持干体重的重要性等；被动讲解指患者提出问题，护士针对性地做出解释，适用于所有的患者，尤其是新患者以及需要个别指导的患者。这种健康教育形式贴近患者，在时间安排上灵活方便，护士可在血液透析治疗过程中与患者交流，必要时还可重复进行。

二、宣传

对患者重要但又容易忘记的健康教育内容，例如控制水份的方法、饮食及药物指导、血管通路的自我维护等，可采取宣传栏、宣传卡片、图文手册及实物陈列等形式达到教育效果。该方法有利于患者反复强调、重复记忆。图文宣传要注意图表简单明了，以满足低文化层次的患者教育需要。

三、播放视听材料

在透析治疗期间可利用电视、幻灯、投影以及广播等进行健康教育，适用于宣传带有共性的健康教育内容，如血液透析基本原理、常见并发症以及防治等。有条件的透析单位也可以将重要的健康教育内容制成VCD后发放给患者。

四、示范训练

示范训练适用于与自我护理技能有关的教育内容。例如血压的测量法、内瘘通畅性的监测、内瘘穿刺点的正确压迫与出血的处理等。示范训练可采用护士-患者、护士-家属、家属-患者、患者-患者等形式实施。

五、讨论病案

对于一些对患者有特殊教育意义的个案，可采取由医师、护士、患者甚至家属参与的讨论。例如，由于未按照透析处方定时透析导致病情变化甚至危及生命的情况，让有过相同经历的患者现身说法，并且组织其他患者、家属进行讨论，在医护人员的指导下重新建立正确的依从关系。这种健康教育方式能够起到事半功倍的作用，但是受到时间和场地的限制，可采用3个月集中讨论一次的方式，也可以是肾友会的特别专题。

六、随访

透析中心与患者之间要互留有效的联系方式，工作人员可对患者进行随访，当患者遇到病情变化或者其他问题时，也能够及时得到指导和帮助。

第三节　不同时期健康指导特点

患者在患病之前对血液透析治疗知之甚少，甚至完全不了解，患病后对严重病情缺乏心理准备，对治疗缺乏信心，往往处于焦虑或抑郁状态，存在各种心理问题。对透析患者进行的健康指导应系统、连续而有针对性。护士应根据患者处在不同的透析阶段（首次透析、诱导透析、维持透析）的生理和心理特点由浅入深地实施健康指导，以保证指导效果。

一、首次透析患者

首次透析的患者由于不了解血液透析治疗及对治疗费用的担心，多数会产生焦虑、恐惧心理，甚至会拒绝血液透析治疗。这部分患者健康教育的重点则是心理支持

1.透析前访视对首次接受透析治疗的患者，在得到预约透析的医嘱后，最好由血液透析高年资护士对患者进行透析前的访视，向患者讲解血液透析的基本原理、血液透析的治疗过程、设备的安全性监控功能等，必要时可以让患者到血液透析中心参观，与血液透析中心的患者交流，以消除患者对血液透析治疗的陌生感与恐惧心理，进而能够顺利进入治疗。由于无法预约需急诊透析的患者，可以由治疗单元的主管护士根据患者病情简单向患者介绍透析的原理。病情危重、昏迷的患者可以向家属进行相关内容的宣传教育。

2.治疗前的健康指导

（1）介绍环境及规章制度：患者进入血液透析室，护士要主动进行环境介绍。①清洁区、半污染区、污染区的划分；饮用水及卫生间的位置；安全通道的位置等。②向患者介绍保持室内整洁安静，限制陪伴或者探视的意义。③告诉患者陪护在候诊室等候。

（2）了解设备情况：向患者简单介绍中心拥有的设备情况，例如血液透析机、水处理机、复用机等以及设备的安全监控性能，消除患者的恐惧心理。

（3）讲解透析流程

①透析前评估：正确测量体重，测量生命体征，并且由透析医师进行体检。

②制订当次透析计划，并且进行透析治疗。

③治疗结束：测量体重及生命体征，由医师进行体检并且评估是否达到预期透析目标。

④预约下一次的透析时间

（4）血管通路的相关指导

①动-静脉直接穿刺：一般不进行动-静脉直接穿刺，如需直接穿刺动脉，

要告知患者因此操作可能会造成血管损伤及出血、血肿、假性动脉瘤等并发症。操作前要签署知情同意书，并且告知患者及时建立其他血管通路的意义。

②自体动-静脉内瘘穿刺：为确保有效的体外循环血流量，血液透析治疗时多采用16～17G穿刺针对自体动-静脉内瘘血管进行穿刺。因为疼痛，首次进行自体动-静脉内瘘穿刺的患者可能会对透析治疗产生恐惧、不配合的心理。因此，护士要重点关注如何减轻疼痛，有条件的患者可在穿刺前30～60min在穿刺局部涂擦复方利多卡因乳膏，要安排技术熟练的骨干护士操作，尽可能一次穿刺成功。

③临时性深静脉置管：对于需建立临时性深静脉置管的患者，要做好围手术期健康教育。由配合手术的护士向患者简单讲解导管置入的方法及配合要点，协助患者取好体位，并且尽量陪伴在患者身边，以缓解患者紧张恐惧的心理。

3.治疗中的健康指导

（1）血液透析基本知识：应由主管护士向患者讲解血液透析的目的、血液透析机及透析器的结构与功能，消除患者的恐惧心理。并告知患者定期透析的重要性，让患者严格遵照医嘱执行透析治疗。

（2）体位：血液透析时不正确的体位可能会导致血流量不足、患者肌肉疲劳。护士要指导患者采取正确、舒适的体位，确保治疗的顺利进行。

（3）注意事项：交代治疗过程中的注意事项，例如，避免牵拉血液通路管、避免进食过多、如有不适及时告知医护人员。护士应加强巡视、主动关心患者，让患者感到安全。

4.治疗结束的健康指导

血管通路自我护理要求：

（1）临时性深静脉置管：注意个人卫生，保持局部敷料清洁、干燥，严禁淋浴，插管处若有出血、红、肿、热、痛、敷料脱落、污染等情况，要及时处理；患者要着宽松衣物，卧位时不得压迫导管；置管后要保证每周至少2次的换药、封管，以防局部感染；留置部位在颈部的患者不可以用力扭转头部，尽可能穿对襟上衣，以防牵扯导管，导致脱出。一旦发生导管滑脱，要立即压迫止血，并且通知医师处理；行股静脉置管的患者，嘱其减少置管下肢的活动，该下肢弯屈不可超过90°，并且注意保持会阴部清洁；原则上留置导管仅用于透析治疗，通常情况下免作他用，如采血、输液等。

（2）自体动-静脉内瘘：治疗结束后，穿刺部位应局部压迫30min（因个体差异，压迫时间可能不同），之后逐步放松弹力绷带，放松时要先静脉后动脉，注意观察有无出血、肿胀，若出现出血、肿胀，要立即按压穿刺点，并且通知护士进行处理。创可贴12~24h后揭下，在此期间穿刺处要保持清洁、干燥，以防感染。

（3）其他自我护理知识：对于首次透析的患者，若存在高钾血症，还应进行饮食指导，宣教患者勿进食含钾高的食物，如蘑菇、海菜、豆类、莲子、卷心菜、榨菜、香蕉、橘子等。教育患者识别高钾血症的表现，一旦出现心率减慢、四肢以及口周感觉麻木等症状，要及时告知医务人员。

二、诱导透析期患者

诱导透析期是指血液透析的患者由进入治疗过渡到规律性透析的过程。诱导透析需要循序渐进，一般是2周左右。本阶段患者由于对疾病认识上的限制及对透析过程中的不良反应可能不耐受，易产生紧张、焦虑、恐惧的心理；还有部分患者以及家属对治疗期望值过高，当治疗没有达到预期目标产生消极、急躁的心理。健康教育的重点是心理疏导、血液透析并发症的预防、饮食的指导，同时进一步巩固上一阶段健康教育的内容。

1.心理疏导：护士要通过健康教育使患者以及家属对血液透析知识的了解，并且在治疗过程中加强巡视，及时妥善处理机器报警及可能导致并发症的原因，耐心解答患者提出的问题，以缓解患者的不良情绪、增强其信心，顺利的渡过诱导透析期。

2.血液透析的并发症主要包括低血压、失衡综合征、肌肉痛性痉挛、首次使用综合征、心律失常、出血、头痛、凝血、恶心与呕吐等。由于在诱导治疗期间失衡综合征的发生较多，透析患者在治疗期间较敏感，护士要加强巡视，提高观察能力并且将患者可能发生并发症的原因、表现，有效的预防措施与治疗方法告知患者，要鼓励患者主动向医务人员反映自我感觉，以便及时发现、治疗并发症。

3.饮食指导：患者食欲差的情况在诱导透析期尚未得到完全改善，本阶段的饮食指导要根据患者情况进行重点内容的教育，如高血压、水肿或者血钠较高者，应限制钠盐摄入、维持水平衡；少尿或者无尿的患者及血清钾升高的患者应控制钾的摄入，以免高钾血症发生。

三、维持性透析期患者

维持性血液透析患者治疗周期漫长，为了确保透析效果，不但要定期监测透析充分性的相关指标，还要对患者在饮食、活动方面严格要求。随着病情的反复、治疗费用增加，患者常常会有抑郁、焦虑等情绪的波动，甚至现放弃治疗的想法。护士要为其建立系统的健康教育计划，使患者逐渐了解维持性血液透析治疗期间的行为规范，帮助患者树立重建健康生活的信心，本期患者健康教育重点是干体重的概念与干体重的维持、饮食指导、用药指导、血液透析远期并发症的防护、血管通路的远期维护、定期主动与被动监测的意义、休息与锻炼的方法等。

第四节　日常生活健康指导

血液透析治疗需要长期甚至终身进行，需要患者学会自我健康管理，如正确维护血管通路、实施合理准确的饮食、调控血压与干体重、调整睡眠、保护皮肤等干预手段，使透析患者延长生存率，提高自我生活质量。

一、血管通路的日常维护

维持性血液透析患者血管通路包括:动静脉内瘘（自体动静脉内瘘、移植血管内瘘）和深静脉留置管（临时置管、长期置管），患者借此行血液透析以维持生命，故血管通路又称为血液透析患者的"生命线"。平时要特别注意对血管通路的自我护理，预防并发症的发生，以延长使用寿命。

1.动静脉内瘘的自我护理

①术后24h术侧手部可适当做握拳及腕关节活动，以促进血液循环，防止血

栓形成。

②适当抬高内瘘手术侧肢体，减轻肢体水肿。

③术后应保持术侧肢体干净，避免潮湿，以防伤口感染；若发现伤口有红、肿、热、痛时，立即与医师联系，及时处理。

④术后一周伤口无感染、无渗血、愈合良好的情况下，每天用术侧手捏握皮球或橡皮圈数次，每次3~5min，促进内瘘成熟。

⑤术后2周在上臂捆扎止血带或血压表袖带，术侧手握拳或握球锻炼，每次1~2min，每天可重复10~20次

⑥每3天换药一次，10~14天拆线。

（2）动、静脉内瘘日常护理

①平日衣着要舒适，袖口要宽松，不要佩戴过紧的手表、手链、手镯等。睡觉时尽量平卧或卧向健侧，避免压迫内瘘的手臂，也不可将内瘘的手臂枕于脑后；内瘘手臂不能负重。

②保持内瘘侧皮肤的清洁，每次透析治疗前应用肥皂水及清水洗净内瘘皮肤为透析穿刺做好消毒前准备。

③养成每日用食指、中指和无名指并拢放置于内瘘吻合处触摸有无震颤，每日早、中、晚各1次。如出现震颤减弱或消失，自我感觉疼痛、麻木、出血应立即到医院求治。尽量在第一时间尽早处理，为内瘘复通争取宝贵时间。

④内瘘侧肢体不能用于测血压、输液、输血、抽血化验等。

⑤平日内瘘侧肢体用松紧适合的护腕保护，避免受伤。

⑥血管条件不好、不能保证充足透析血流量的患者应经常进行内瘘侧肢体功能锻炼。如握橡皮球、握拳运动，分早、午、晚进行，每次100下，一天300下，并及时检查内瘘。

⑦平日可进行力所能及的家务和轻松的散步、太极拳等，保持心情舒畅，戒烟、酒，减少不良因素影响内瘘。

⑧透析期间应主动与医护人员沟通自我内瘘穿刺点的穿刺安排，做到心中有数，保证内瘘使用的持久性。

⑨家中准备一台血压计、体重秤，固定时间测量血压、体重并记录在册，医师将根据血压情况调整降压药的用量，严格控制每日水分摄入量，避免因血压过

低对内瘘影响。

⑩透析治疗中因内瘘穿刺而致血肿，24h内应冷敷，切记不能热敷。可用土豆片贴敷，根据需要贴敷的部位、范围确定大小。将土豆切成薄片，厚0.1~0.2cm，均匀不留缝隙地贴于肿胀的部位，比水肿周边宽出1cm，并用胶布或绷带固定住，4~6h更换1次，血肿较严重者可缩短更换时间，1~2h更换1次。或者用喜疗妥外擦，促进血液循环及血肿吸收。

⑪透析结束时，用适当的力度平行于瘘管压迫穿刺针眼5min以上，再用弹力带固定，时间不宜过长，一般20~30min，按压力度以不渗血且在压迫点的近心端摸到血管震颤为宜，松绑后连续观察穿刺点有无渗血。离开医院后内瘘穿刺点发生出血、渗血，可用止血贴在内瘘穿刺口外贴并按压10~15min止血，避免内瘘肢体用力。若渗血不止应到医院救治。

2.临时、长期深静脉置管患者的自我护理

（1）防止感染

①保持置管处敷料干洁，避免置管处伤口感染。养成良好的卫生习惯，保持口腔及鼻腔卫生，每日注意皮肤清洁，不宜游泳，洗澡时不水不可流入插管部位，一旦潮湿应及时消毒更换敷料。

②股静脉留置管只限住院期间使用留置时间不超过1周，患者保持会阴部清洁、干燥，每日清洗会阴2次，大小便不慎污染应及时通知护士予以消毒，更换敷料。

③非透析时导管夹处于关闭状态，勿自行调整。避免因松脱造成的出血和感染。

④居住的环境应保持空气清新舒适，每日开窗通风2~3次，每次30min，不要到人流杂多的地方，避免发生感染。置管处出现红、肿、热、痛现象应立即就诊。

（2）防止导管堵塞

置管患者不宜剧烈活动，导管不能用于抽血、输血、输液等。颈静脉置管处患者睡觉时应侧向健侧，避免压迫置管一侧，患者尽量不要弯腰；股静脉留置管不宜过多起床活动，如久坐、行走，下肢弯曲不要超过90°，预防血液倒流堵塞导管。

（3）防止导管脱落

穿宽松衣裤，避免套头式衣服，穿脱衣裤时要注意保护留置管。不宜剧烈活动，保证导管勿扭曲受压，妥善固定于皮肤上。导管一旦脱落应立即局部压迫止血15~20min，并尽快到医院就诊。

二、营养需求及饮食指导

维持性血液透析患者的饮食原则是高热量、优质高蛋白、高钙低磷、低盐低钾、低脂饮食，严格控制水分的摄入和补充适量的水溶性维生素。

1.摄入优质蛋白：蛋白质的摄入量应根据患者每周的透析次数决定，每周透析3次的患者，蛋白质供给量为1.5g/（kg·d），每周透析2次的患者，蛋白质供给量为1.0~1.2g/（kg·d）。患者应尽量选择优质蛋白质（如猪肉类、蛋、鸡肉类），有利于肌体修护或维持肌肉强壮，豆类（黄豆例外）、核果类、面筋制品、五谷杂粮、面粉制品、红薯、芋头、马铃薯等所含的蛋白质品质较差。

2.补充足够的热量：由于限制蛋白质的摄取，米饭类的摄取量也受到限制，因此容易造成热量不足，这时体内原有的蛋白质分解增加，反而使尿素增加，抵抗力下降，为此活动后须多食用高热量食物（如白糖、蜂蜜、水果糖、植物性油脂等）。

3.限制钠盐摄入：体内钠离子过多容易造成血压升高、水肿、腹水、肺积水，导致心力衰竭等。食物中的食盐、酱油、味精、番茄酱、沙茶酱、醋等含有大量的钠，因此平时炒菜时应少放。外出用餐时，可以加用白开水将食物中的盐冲淡。

4.限制钾盐摄入：血钾过高会引起严重的心脏传导和收缩异常，甚至死亡。因此平常应少食用含钾高的蔬菜（如香菇、芥菜、花菜、菠菜、空心菜、竹笋、番茄、胡萝卜、南瓜）及水果〔如枇杷、桃子、柳丁、硬柿子、橘子、香蕉等），并避免生食蔬菜沙拉，其他如咖啡、浓茶、鸡精、牛精、人参精、浓肉汤、酱油、代盐等钾的含量亦高，应尽量少吃。

5.限制磷盐摄入：磷的主要功能是强化骨骼，肾衰竭患者由于肾无法正常工作，因此多余的磷会堆积在血中，造成高磷血症，导致皮肤瘙痒及骨骼病变。含磷较高的食物有奶制品、汽水、可乐、酵（健素糖）、动物内脏类、干豆类、全谷类（糙米全麦面包）、蛋类、小鱼干等也应谨慎避免多食。

6.适当补充维生素：每次血液透析时水溶性维生素严重丢失，要注意补充，以B族维生素为主。

三、干体重与水分的控制管理

干体重不但是医护人员确定超滤量、选择透析器和确定透析时间的重要依据，还是提高患者生活质量的保证，要让患者掌握干体重的定义及干体重的判断标准。

1.干体重的定义：血液透析的目的之一是清除体内多余的水分，临床上以干体重为标准，也称"目标体重"。其定义是水在正常平衡条件下的体重，表明患者既没有水潴留，也没有脱水时的体重，也就是血液透析结束时希望达到的体重

2.干体重的判断标准

（1）面容：没有眼睑以及面部水肿。

（2）症状：无呼吸困难，无颈静脉怒张，无肝肿大，双肺无湿性啰音，无哮鸣音。

（3）血液透析后血压基本正常。

（4）胸部X线片示心影不大，肺野清晰，没有胸水征。

（5）超声心动图示心脏大小正常

3.对维持干体重的行为规范

（1）透析间期应每日定时自测体重，确认自身的干体重情况，根据体重的变化情况调整水分的摄入。测量要注意最好固定在清晨起床并且排尽尿便后，排除饮食、衣服的影响。

（2）使患者了解进液量与体重的关系，纠正患者的不良饮食习惯，如避免摄入含水量多的稀饭、面条等。并且注意体重在两次透析间期的增加不超过干体重的3%～5%。

（3）使患者了解水平衡与远期心血管并发症的关系，尽量避免水负荷过重引起的心力衰竭、高血压、肺水肿及透析过程中因大量超滤而出现的低血压、呕吐、肌肉痉挛等症状。

（4）注意营养状态改善后的干体重的变化，透析患者的干体重与正常人的

体重一样，长期摄入的热量大于消耗的热量，干体重就会增加，反之则降低。因此，要指导透析患者摄取足够的热量，并且根据干体重的变化调整透析脱水量及透析间期保持水平衡的措施。

（5）透析间期水分的计算

①总入水量的计算:总入水量=饮水量+所吃食物的含水量；食物含水量=食物重量×食物含水量的百分比。

②有尿液者，每日水分摄入量=前一天尿量+500ml，这其中包括汤、饭、菜中所含的水分。

③无尿者或少尿者:每日体重增长不超过1kg为原则。

④常见食物的含水量。90%~100%含水量的食物：水、饮料、牛奶、汤、液体调味品；75%含水量的食物：熟莱、土豆泥、凝乳、牛奶麦片粥；50%含水量的食物：米饭、面条熟土豆、稠的牛奶麦片粥；25%含水量的食物：炸土豆、稍加烘烤的面食。

⑤含水量无或微量的食物:无汤的肉、鱼、蛋、干酪、饼干。

（6）如何避免喝太多水

①勿吃太咸的食物，做到清淡饮食。

②尽量将服药时间集中，使用固定的有刻度的水杯喝水以减少喝水量。

③渴难忍时可以含小冰块、柠檬片、薄荷糖、嚼口香糖或嚼薄荷叶，以保持口腔

④以水漱口，重复几次可以缓解口渴、口干湿润。

⑤适当运动，增加出汗

四、血压日常监测与维护

心脑血管疾病的并发症是透析人群最常见的致死原因，高血压是最重要的危险因素，其发病率高达80%。控制血压可降低心脑血管疾病的发生率及病死率，而透析患者高血压的发病机制是复杂的、多因素的，只有指导患者做好日常血压的监测，并给予针对性的治疗和护理，教会患者进行日常的自我管理，才能提高他们的生活质量，降低病死率。

1.日常血压的监测

患者家中自备血压计，掌握正确测量血压的方法。测血压前，不饮酒，不喝咖啡浓茶，不吸烟，且精神放松，室内温度适宜，安静休息10~15min后测量，如果使用水银血压计，坐位或卧位，肘部及上臂应与心脏在同一平面。设立血压记录表，每天早、中、晚3次监测血压并记录。维持性透析患者高血压的治疗目标是透析控制在≤140/90mmHg，透析后控制在≤130/80mmHg。

2.自我管理

（1）生活规律，保证充足的睡眠，每天7~8h。高血压病人易出现紧张、易怒情绪不稳，这些又都是使血压升高的诱因，可通过改变自己的行为方式，培养对自然环境和社会良好的适应能力，避免情绪激动及过度紧张，遇事要冷静沉着，当有较大的精神压力时，可通过参加轻松的业余活动或欣赏音乐等释放压力，从而维持稳定的血压。

（2）严格限制钠盐和水分，控制体重的增长，清淡饮食，摄入钠盐每天3~5g。

（3）戒烟限酒，烟酒都是高血压的危险因素，如烟瘾特别大者可逐量减少，如每周减一包烟。

（4）合理服用降压药，了解所用降压药物的名称、主要作用、使用剂量、用法、不良反应及注意事项，严格按照医嘱进行用药，不可自行减量或不按时服用，不能根据自我感觉停药或增减药物，坚持长期服用，才能有效控制血压。

五、用药指导

进行血液透析治疗的患者需要长期服用多种药物，护士要告知患者每一种药物的作用、不良反应与注意事项，并且指导患者合理、按时、科学地应用药物。

1.降压药：90%以上尿毒症患者有不同程度的高血压，控制血压对降低尿毒症患者心脑血管疾病病死率具有重要的作用，应严密监测血压变化主要降压药有钙离子通道阻滞剂、血管紧张素Ⅱ阻滞剂、血管紧张素转化酶抑制剂、β受体阻滞剂等。指导患者不可随意减少或者停止用药，一定要在医师指导下根据病情调整用药方案。为了防止透析过程中发生低血压，上午透析的患者，早晨应停服1次降压药；下午透析患者，中午应停服1次降压药，个别患者在停药后发生血压上升，则不必停药。

2.纠正贫血的用药

（1）促红细胞生成素（erythropoietin，EPO）：肾衰竭患者肾分泌EPO减少，常常会出现贫血，EPO的应用是肾替代治疗的一部分。给药方法有静脉注射法与皮下注射法。静脉给药的半衰期是4～12h，皮下注射给药半衰期是13~28h，推荐皮下注射。使用EPO时约有20%的患者表现出反应较差，可能与之相关的因素有：①造血原材料的缺乏：如铁、维生素B$_6$、维生素B$_2$、叶酸等缺乏，其中以铁的缺乏更为多见。②慢性失血：消化道出血、痔疮、透析器残留血等。③营养障碍：透析疗法多伴有蛋白质异化，维生素B$_6$、维生素B$_2$、左卡尼汀、甲硫氨酸丧失，因饮食的摄取不足发生以上营养素的缺乏。④尿毒症毒素：透析不充分，尿素、肌酐等小分子毒素以及一些中分子毒素可抑制骨髓造血功能，使红细胞寿命缩短。⑤并发症。

（2）铁剂：铁是造血所需的主要原料之一，除非有证据显示患者储存铁过多，否则所有的血液透析患者均要接受铁剂治疗。常用的口服铁剂包括硫酸亚铁、富马酸亚铁、葡萄糖酸亚铁等。在餐前1小时用药最理想，其空腹服药的胃肠症状比较明显；常用的静脉铁制剂有蔗糖铁及葡萄糖酸铁、右旋糖酐铁。蔗糖铁及葡萄糖酸铁第一次应用时不需要试验剂量，右旋糖酐铁由于有过敏反应的风险，首次使用时应给予试验剂量，并且告知患者在用药期间感觉不适应及时告知医务人员。

（3）叶酸、维生素C及维生素B$_{12}$不仅有利于铁的吸收，还补充了其他造血所需的原料。

3.钙、磷代谢相关药物：大多数的维持性透析患者都合并低血钙、高血磷，常需服用钙制剂及活性维生素D治疗。

（1）钙制剂：不同的服药方式有不同的作用。空腹时服用，由于胃内的酸度较高，钙制剂崩解更为完全、迅速，则有利于吸收补钙；餐中服药，分解后的钙离子与食物中的磷结合，形成不能够吸收的物质而随粪便排出体外此种服药方法用于降低血磷。护士要根据患者用药目的给予正确的用药指导

（2）活性维生素D：肾是合成活性维生素D的主要器官，维持性透析患者要根据病情使用活性维生素D。使用方法包括常规口服、口服冲剂及静脉注射疗

法。无论使用何种制剂与方法，均要将血清甲状旁腺激素（PTH）控制在恰当范围。指导患者不要大量饮用含乙醇或咖啡因的饮料，以防抑制口服钙剂的吸收。用药期间还应定期监测血钙浓度以及血清PTH水平

4. 左卡尼汀（L－3－羟基－4－三甲氨基丁酸）：是广泛存在于动物组织中的一种氨基酸，主要功能是参与游离脂肪酸的氧化，同时还会影响胆固醇的代谢以及脂蛋白的合成。近年来，国外文献报道，左卡尼汀缺乏可导致正常红细胞脆性增加，红细胞寿命缩短。左卡尼汀在体内可以自我合成，只在些特殊情况下，例如，尿毒症透析患者，体内合成不能够满足自身的需要，加上透析中丢失，可能引发透析相关性左卡尼汀缺乏。常规补充左卡尼汀可以改善维持性血液透析患者贫血病状，减少维持性血液透析患者肌肉痉至的发生率。

六、皮肤护理

皮肤瘙痒是维持性血液透析患者常见的症状，在日常生活中可采用以下方法，来预防或减轻皮肤瘙痒症状

1.在日常生活中着装要选择柔软、宽松、棉质的衣服，特别是内衣裤，避免穿着毛织品及化纤织品的衣服，以免刺激皮肤引起瘙痒；也要避免穿着紧身衣裤，防止皮肤长时间受压而引起瘙痒

2.勤洗手，勤剪指甲，保持皮肤清洁、湿润。皮肤瘙痒需要抓痒时，用指腹不用指甲挠抓，避免抓破皮肤，引起皮肤感染；洗澡水温不宜过高，以温水浴为宜；沐浴时宜用中性及弱酸性沐浴液，不宜用肥皂或刺激性沐浴液；洗浴后涂抹中性润肤霜，保持皮肤滋润不干燥。因为洗澡水温过高或使用碱性沐浴液，都会使皮肤失去皮脂滋润，变得干燥，而使皮肤瘙痒变得更加严重

3.皮肤瘙痒难耐时，局部可用冷水、冰毛巾冷敷或柠檬水涂抹有止痒效果，切忌用热水烫；全身皮肤瘙痒时，可进行温水洗浴有一定的止痒效果。柠檬水涂抹止痒的方法是:取新鲜柠檬1个，切成4~5薄片，泡在温开水200ml中20分钟，取洁净毛巾1块，浸泡于柠檬水中，拧半干，轻轻反复涂抹瘙痒部位。注意水温度不能过冷或者过热，涂抹时用力适中，心前区、腹部不可涂抹，以免引起不适，破溃部位不子涂抹。

4.保证透析充分性是缓解皮肤瘙痒的基础，严格执行医嘱，保证透析时间是关

键。对顽固的皮肤瘙痒，可根据医嘱采用血液透析加血液灌流、血液透析滤过或免疫吸附等治疗方式，加强毒素特别是中、大分子毒素的清除，缓解皮肤瘙痒。

5.日常生活中宜选择不增加肌酐、尿素痰的清淡、易消化、富含维生素及优质动物蛋白的食物；尽量避免食用辛辣、刺激性或易引起过敏的海产品以及其他易引起过敏的食物。保持大便通畅，必要时可服用通便的药物；应戒烟酒，不喝浓茶、咖啡，不食或少食动物内脏、坚果类等高磷的食物。

6.养成良好的生活习惯，早睡早起，保证充足的睡眠时间，避免精神过度紧张、发怒和急躁；瘙痒严重而导致入眠困难时，可在临睡前进行温水洗浴，必要时根据医嘱加服镇静药，确保充分睡眠。多进行户外活动，活动时减少皮肤直接暴露，避免过多的紫外线照射，但适当的紫外线照射可降低皮肤钙镁、磷等矿物质含量，从而缓解皮肤瘙痒。

7.伴有高钙血症、钙磷比值失调、继发性甲状旁腺功能亢进时，要根据医嘱正确、按时服药，如磷结合剂须在进食中服用。全身性皮肤瘙痒可口服抗组胺类药物治疗；高钙血症血液透析时可用低钙透析液进行透析

七、睡眠调节与运动

研究发现大多数血透患者存在睡眠障碍。在国外，维持性血液透析病人有关睡眠障碍主诉的占57%~80%，睡眠-呼吸暂停综合征和不宁腿综合征的发生率是普通人群的数倍。在国内维持性血液透析病人主诉难以入睡的有74.5%，易醒、早睡的分别有68%，日间睡眠的有77.1%。这些异常的睡眠状态对生活质量和健康状况有明显的负面影响，有数据表明这类患者的睡眠障碍可导致死亡率的增加。因此，改变透析患者的睡眠状况尤为关键。而我们也发现，有氧运动可达到恢复体力、延缓衰老、增强食欲提高抗病能力。鼓励患者学会睡眠自我管理、加强身体锻，以提高患者的生活质量

1.睡眠调节

（1）创造良好的睡眠环境和条件:控制噪声，保持卧室的安静，调整好卧室的温度和湿度（冬季保持在16~24℃，夏季保持在25~28℃，湿度保持在50%~60%），定期通风，保持空气的清新。床单位保持清洁整齐，卧室的光线要暗，创造舒适的条件，从而改善睡眠状况。

（2）自我心理调节:遇到各种难解问题，主动找医务人员或亲戚好友倾诉，表达心理感受，及时进行心理疏导，纠正不良心态，解除思想上的压力。

（3）睡眠卫生宣教:建立有规律的作息时间，尽量有睡意就上床、通过缩短卧床时间，增加自身对睡眠的渴望；避免睡前喝刺激性的饮料如咖啡茶酒和睡前阅读刺激性书刊等，去除影响睡眠的不利因素。

（4）睡眠行为疗法：如腹式深呼吸放松法，睡前做按摩、推拿、用温水泡脚等有助于睡眠。如泡脚时，水温不能太热，以40℃左右为宜，泡脚时间也不宜过长以30min为宜，水以浸过踝关节为宜。由于金属易冷，所以泡脚的容器最好用木盆。

（5）保证充分透析:透析相关的皮肤瘙痒、高血压、骨病等也是引起睡眠碍的原因之一，为此要达到透析的充分性，没尿的时候，每周要保证12~15h的透析。

2.运动治疗　运动要遵循量力而行循序渐进和持之以恒的原则

（1）运动时间:自我感觉良好时运动，空腹时不运动，运动宜在饭后2h进行，穿宽松、舒适、透气的衣服及运动鞋。以有氧运动为主，运动中如有不适，立即终止。

（2）运动项目选择：根据个人爱好、环境条件可选择行走、慢跑、上下楼梯、乒乓球、太极拳、仰卧起坐保健操等，还可借助一些专门器械，如沙袋、哑铃，健力器等。

（3）运动量的确定:以不引起心率过快和气促为度，比安静时心率高每分钟20次的心率作为靶心率

（4）运动频率

①步行:在家中或公园，每次步行2~3min，每分钟60~80m，休息2~3mim，交替运动，共运动3min，避免出现心悸、喘息、下肢无力，逐渐延长步行时间，缩短休息时间，逐步过渡到每日步行4km。

②升降运动:利用楼梯、蹬踏台阶，开始时用手扶住楼梯把手，上下一个台阶逐渐延长至上下两级台阶，运动时间逐步延长至每次5min、10min、15min，再过渡到不用扶把手自己上台阶，逐步增加台阶高度。

③局部按摩或全身按摩，有助于促进血液循环，每天2次，每次30min。

④使用健力器，每项动作5~10次，逐渐增加锻炼时间和锻炼强度。

第四节　健康指导注意事项

维持性血液透析患者的健康指导是一个连线、动态的过程，健康指导的效果会受到多种因素的影响。因此，护士应不断提高健康指导的知识与技能，根据不同患者的情况给予个体化、连续性健康指导，并及时评估建康指导的效果。

一、不断提高健康指导能力

随着医学模式的转变，护士已成为医院健康教育的主体。为提高健康教育效果，护士一定要运用有效的教育手段，对于不同生理、心理、社会以及文化背景的患者以及家属进行健康教育。要求实施教育的专科护士既要精通专业知识及技能，又要了解心理学、社会学、行为学、伦理学等相关知识不断地提高自身的业务素质、健康教育的知识及技能。

二、进行个体化健康指导

由于血液透析患者文化程度、个性、社会家庭环境等的不同，导致患者对于疾病的认知、接受能力等存在差异，护士要根据患者特点，进行不同方式的健康教育，以确保健康教育效果。

三、保证健康指导的连续性、有效性

维持性血液透析治疗期长，在不同的治疗阶段健康教育的内容不尽相同，护理人员要根据患者的治疗阶段以及病情变化进行系统、动态、连续而又有针对性的健康教育，使健康教育始终伴随患者的透析生活。健康教育的内容要实用，避免内容单一、流于形式。

四、对健康指导对象进行合理选择

对于病情危重、年老体弱、生活不能自理、感知异常的患者，健康教育可能无法达到预期效果，护士要将健康教育的重点转移到患者家属和陪护以确保教育效果。

五、对健康指导效果及时评价与反馈

治疗期间，由专业组长或者护士长通过提问患者的方式对健康教育的效果进行评价，对于未达到健康教育效果的患者反复强调相关内容，形成评估→教育→评价→再评估→再教育→再评价的反馈系统，确保持续而良好的健康教育效果。

附 常用饮食量表（表中食物为100g重量的含量）

谷物类

序号	种类	水分（g）	热量（kcal）	蛋白质（g）	脂肪（g）	糖（g）	钙（mg）	磷（mg）	钾（mg）	钠（mg）
1	稻米（糙）	13	353	8.3	2.5	74.2	14	285	172	1.7
2	稻米	13	349	7.8	1.3	76.6	9	2.3	110	3.5
3	小米	11.6	358	9	3.1	75.1	41	229	284	4.3
4	糯米	12.6	348	7.3	1	78.3	26	113	137	1.5
5	紫红糯米	13.8	343	8.3	1.7	75.1	13	183	219	4
6	富强粉	13	350	9.4	1.4	75	25	162	127	1.3
7	标准粉	12	354	9.9	1.8	74.6	38	268	195	1.8
8	玉米面	12.1	341	8.1	3.3	75.2	22	196	249	2.3
9	绿豆	9.5	335	23.8	3.5	58.8	80	360	1290	2.1
10	红小豆	12.6	309	20.2	0.6	63.4	74	305	860	2.2
11	黄豆	10.2	359	35	16	3402	191	465	1503	2.2
12	挂面	10.9	349	12	0.7	73.7	10	142	174	3.8
13	方便面	3	446	11.6	17.5	60.5	32	109	120	2059
14	油饼	24.8	399	7.9	22.9	40.4	46	124	106	572
15	油条	21.8	386	6.9	17.6	51	6	77	227	585.2
16	面条	33	267	7.4	1.4	56.4	60	203	/	/

17	小米粥	89.3	46	1.4	0.7	8.4	10	32	19	4.1
18	煎饼	6.8	333	7.6	0.7	1.1	9	320	117	85.5
19	馒头	44	226	9.9	1.8	42.5	38	368	152	43.8
20	蛋糕	/	319	7.9	4.7	65	41	173	/	/

蔬菜类

序号	种类	水分（g）	热量（kcal）	蛋白质（g）	脂肪（g）	糖（g）	钙（mg）	磷（mg）	钾（mg）	钠（mg）
1	小白菜	93.9	21	2.1	0.4	2.3	163	48	274	92
2	大白菜	94.6	17	1.5	0.1	3.2	50	31	/	57.5
3	雪里蕻	91	28	2.8	0.6	2.9	235	64	401	41.9
4	芹菜	94.2	14	0.8	0.1	3.9	48	50	154	73.8
5	油菜	92.9	23	1.8	0.5	3.8	108	39	210	55.8
6	生菜	95.7	15	1.4	0.4	2.1	70	31	100	80
7	香菜	90.5	31	1.8	0.4	6.2	101	49	272	48.5
8	菠菜	91.8	27	2.4	0.5	3.1	72	53	502	98.6
9	韭菜	91.8	26	2.4	0.4	4.6	42	38	247	8.1
10	茴香	91.2	24	2.5	0.4	4.2	154	23	149	186.3
11	茭白	92.1	25	1.5	0.1	4.6	4	43	284	27.3
12	藕	80.5	70	1.9	0.2	16.4	39	58	243	44.2
13	山药	84.8	56	1.9	0.2	12.4	16	34	213	18.6
14	芋头	78.6	79	2.2	0.2	18.1	36	55	378	33.1
15	红薯	73.4	99	101	0.2	24.7	23	39	130	28.5
16	荷兰豆	91.9	27	2.5	0.3	4.9	51	19	116	8.8
17	豇豆	90.8	29	2.7	0.2	5.8	42	50	145	4.6
18	南瓜	97.8	6	0.3	/	1.3	11	9	69	11
19	冬瓜	96.5	11	0.4	/	2.4	19	12	136	7.5
20	西蓝花	90.3	33	4.1	0.6	4.3	67	72	17	18.8
21	莴笋	95.5	14	1	0.1	2.8	23	48	212	36.5
22	黄瓜	96.9	11	0.6	0.2	1.6	19	29	234	14
23	西葫芦	94.9	18	0.8	0.2	3.8	15	17	92	5

24	菜花	92.6	24	1.9	0.2	3.6	18	39	161	33.9
25	大蒜（蒜头）	68.7	117	7	0.1	22.1	/	138	241	17.6
26	大葱	90.7	30	1.3	/	6.3	46	34	137	3.9
27	丝瓜	94.3	20	1.4	0.2	4.2	14	29	115	2.6
28	圆白菜	91.1	31	0.9	0.1	6.7	29	25	170	36.4
29	黄豆芽	90.2	35	4.6	0.8	2.3	/	51	176	9.2
30	绿豆芽	92.7	26	1.9	0.1	4.4	17	33	69	5.9
31	扁豆	9.9	326	25.3	0.4	55.4	137	218	439	2.3
32	苦瓜	93.4	19	1	0.1	4.9	14	35	256	2.5
33	茄子	93.2	23	2.3	0.1	3.1	22	31	214	1.2
34	胡萝卜	89.2	37	1	0.2	8.8	32	27	190	71.4
35	白萝卜	93.4	21	0.9	0.1	5	36	26	173	61.8
36	番茄	95.9	15	0.8	0.3	2.2	8	24	191	5.2
37	土豆	79.9	77	2.3	0.1	16.6	11	64	502	2.2
38	柿子椒	93	22	1	0.2	5.4	14	20	142	3.3
39	蒜苗	88.9	37	2.1	0.4	8	29	44	226	5.1
40	葱头	89.2	39	1.1	0.2	9	24	39	147	4.4
41	香菇	91.7	19	2.2	0.3	5.2	2	53	20	1.4
42	平菇	92.5	20	1.9	0.3	4.6	5	86	258	3.8
43	木耳	15.5	205	12.1	1.5	65.6	247	292	757	48.5

油脂、鱼、肉、蛋、豆、奶类

序号	种类	水分（g）	热量（kcal）	蛋白质（g）	脂肪（g）	糖（g）	钙（mg）	磷（mg）	钾（mg）	钠（mg）
1	植物油	/	900	/	100	/	/	/	/	/
2	猪肉（肥瘦）	29.3	580	9.5	50.8	0.9	6	101	330	57.5
3	猪肉（肥）	6	830	2.2	90.8	0.9	1	26	162	19
4	牛肉（肥瘦）	68.8	172	20.1	10.2	2	7	170	378	84.2
5	羊肉	58.7	3.7	11.1	28.8	0.6	6	146	249	80.6
6	大黄鱼	81.1	78	17.6	2.2	0.8	33	135	227	59
7	墨鱼	84	64	13	0.7	1.4	14	150	150	117

8	河螃蟹	71	139	14	5.9	7.4	129	145	259	/
9	带鱼	73.3	127	17.7	4.9	3.1	28	191	280	150.1
10	海带	12.8	258	8.2	0.1	56.2	1177	216	15.3	/
11	大腊肠	54.9	267	12.9	20.1	8.6	24	66	159	1099.1
12	火腿	68.8	147	15.4	7.3	4.9	9	125	289	233.4
13	酱驴肉	61.4	160	33.7	2.8	0	2	93	183	312
14	酱牛肉	49.6	268	31.7	15.8	0	8	197	185	228.6
15	兔肉	80	77	18.4	0.4	0	35	215	340	82.5
16	猪肠	47.3	443	5.7	46.5	0.3	34	0	136	572.3
17	猪肝	70.8	117	12.2	1.3	14.2	12	365	211	71
18	牛乳（淡）	74	135	7.8	7.5	9	240	195	157	49
19	牛乳粉（全）	2	522	20.2	30.6	35.5	1030	883	/	/
20	牛乳	89.3	54	3	2.9	4.1	163	63	126	40.2
21	酸奶	86.2	69	2.4	3.3	7.4	115	90	155	43.6
22	奶酪	462	294	26.4	19	4.4	644	804	463	78.7
23	豆腐	88.2	54	5.6	2.3	2.7	185	104	119	6.4
24	豆浆	95.8	21	2.5	1	1.4	19	32	43	1.2
25	豆汁（生）	97.4	10	0.9	0.1	1.3	8	21	47	6.5
26	腐乳	68.3	133	10.9	8.2	3.9	61	74	84	2460
27	豆腐花	1.6	401	10	2.6	84.3	66	263	115	/
28	鸡肉	71.2	111	21.2	2.5	0.7	11	190	340	12
29	鸡蛋	71	170	14.7	11.6	1.6	55	210	60	73
30	鸭蛋	70.3	180	12.6	13	3.1	62	226	135	106
31	松花蛋	68.4	171	14.2	10.7	4.5	63	165	152	542.7

水（干）果类

序号	种类	水分（g）	热量（kcal）	蛋白质（g）	脂肪（g）	糖（g）	钙（mg）	磷（mg）	钾（mg）	钠（mg）
1	西瓜	94.1	22	1.2	/	4.2	6	10	124	2
2	柑橘	85.4	56	0.9	0.1	12.8	56	15	199	1.4
3	苹果	84.6	56	0.4	0.5	18	11	9	110	1.4

4	梨	85.8	44	0.4	0.2	13.3	9	14	92	2.1
5	柿子	80.6	71	0.4	0.1	18.5	9	23	151	0.8
6	李子	90	39	0.5	0.2	8.8	17	20	176	0.7
7	草莓	90.7	32	1	0.6	5.7	32	41	135	1
8	葡萄	87.9	40	0.4	0.6	8.2	4	7	124	2.4
9	荔枝	84.4	61	0.7	0.6	13.3	6	34	193	0.6
10	香蕉	77.1	88	1.2	0.6	19.5	9	21	472	0.6
11	橙	89.7	38	0.7	0.3	8.2	/	23	172	1.1
12	红果	71.9	100	0.7	0.3	23.6	54	30	245	9.8
13	菠萝	89.3	42	0.4	0.3	9.3	18	28	147	0.6
14	干核桃仁	5	624	15.4	59.3	10.6	105	342	241	8.2
15	花生仁	48.3	298	12.1	25.4	5.2	/	250	390	3.7
16	葵花籽	2	616	22.6	52.8	12.5	/	/	491	1322
17	榛子	2.3	594	30.5	50.3	4.9	815	423	686	153
18	西瓜子	4.2	573	32.3	44.8	10.1	/	727	696	193.2
19	松子	3.6	619	14.1	58.5	9	161	227	612	3
20	莲子（干）	10.4	329	19.5	1.7	58.9	104	638	851	/
21	栗子（鲜）	47.7	200	4.7	0.4	44.4	18	112	410	5.8

参考文献

［1］杨涛，温静，任树风，等.29 例ACUSEAL 人工血管动静脉内瘘建立的临床观察[J].中国血液净化， 2018，17(02): 99~101.

［2］马博，李金勇，樊雪强，等. 人工血管内瘘血栓形成的处理[J]. 中国血液净化， 2017， 15(07): 494~497.

［3］黄云辉，曾洁，李味，等. 键康教育对血液净化患者自体动静脉内瘘自我维护的影响[J].中华现代护理杂志，2013，16(13): 1507~1508.

［4］赵迹. 血液透析患者血管通路的护理[J].吉林医学，2012，28(2): 270~272.

［5］王微.两种长期血管通路在尿毒症血液透析中的临床应用效果分析[J].中国实用医药，2017，12(36):67~68.

［6］王海明，孙宏宇，毛丽丹，等.血液灌流技术及护理浅析[J].世界最新医学信息文摘，2013，13(17):407~409.

［7］单新莉，金艳.组合人工肾治疗中灌流器卸载最新方法的研究[J],国际护理学杂志，2010，8(2).

［8］唐春苑，王饶萍，叶晓青.血透室新护士规范化培训方法[J].护理学报，2006.13(8):82-84.

［9］卢东霖，王小丁.医院火灾事件成因浅析及管理对策[J].现代医院，2018，18(09):1276~1278，1282.

[10] 胡博，巨睦，杨帆.医院火灾危险源信息化管理系统构建与应用[J].中国医院，2018，22(07):62~63.

[11] 朱晓波.关于医院消防安全管理工作的探讨[J].消防界，2018，4(12):49.

[12] 张延秋.86例血液透析患者低血压的观察和护理[J].中外医学研究，2012， 9(10):27.

[13] 耿丽君.老年痴呆血液透析患者意外事件分析与护理[J].母婴世界，2015，(14):229~230.

[14] 刘惠娟.老年透析患者透析时含服糖果致窒息2例报道[J].齐齐哈尔医学院学报，2011，32(19):3238.

[15] 刘沐琴.血液透析室护理不良事件原因分析及防范对策[J].中国保健营养，2012.03（2）：16~17.

[16] 陶晓慧.血透室护理不良事件的原因分析及防范措施[J].母婴世界，2016.01(2):177~178.

[17] 郑丽莉，董毅，王晓春. 血液透析室护理不良事件的原因分析及对策[J].武警后勤学院学报：医学版， 2013(12):1109~1110.

[18] 高爽，周伟.血液透析中动静脉压监测的临床意义[J].中国血液净化，2010，9(4):223~25.

[19] 田露，崔文英，丁嘉祥，等.加强患者健康教育对控制血液透析患者高血压的影响[J].中国血液净化，2011，10(2):108-110

[20] 顾喜芬.高血压患者实施护理干预的临床效果观察[J].中外医疗，2011，(31):170

[21] 即春敬.健康教育路径在维持性血液透析高血压患者中的应用[J].山东医药，2009，49(32):92~93

[22] 徐明霞，虞莎.柠檬水外涂治疗血液透析患者皮肤瘙痒[J].护理学杂志，2011，26(19):44

[23] 张平，杨少芳，邱玲，等.血液透析患者睡眠质量的调查及护理[J].中华全科医学，2009，2(7):212

[24] 邓亚华，游卉琳维持性血液透析病人的运动治疗[J].中国医药导刊，

2008，10(4):514~515

[25] 尤黎明，吴瑛.内科护理学（第五版）[M].北京：人民卫生出版社，2013

[26] 翟丽.实用血液净化技术及护理[M].北京：科学出版社，2012

[27] 沈霞，刘云.血液净化治疗护理学[M].北京：人民军医出版社，2018

[28] 余美芳，沈霞.血液透析护士层级培训教程(第一版）[M].北京：科学技术出版社，2019

[29] 林惠凤.实用血液净化护理（第2版）[M].上海:上海科学技术出版社，2016

[30] 符霞.血液透析护理实践指导手册[M].北京:人民军医出版社2013，

[31] 陈香美.血液净化标准操作规程(2010版)[M].北京:人民军医出版社.2010，

[32] 余美芳，沈霞.血液透析护士层级培训教程（第一版）[M].北京：科学出版社，2019

[33] 向晶，马志芳.血液净化中心医院感染防控护理管理指南[M].北京：人民卫生出版社，2016

[34] 医疗机构血液净化室基本标准（试行）>卫医政发（2010）32号。

[35] 林慧凤.实用血液净化护理(第2版)[M].上海:上海科学技术出版社，2016

[36] 向晶，马志芳.血液透析室感染防控指导[M].北京：人民军医出版社，2016

[37] 美国国家肾脏基金会.慢性肾脏病及透析的临床实践指南[M].王海燕，王梅译.北京：人民卫生出版社.2003

[38] 王质刚.血液净化学（第2版）[M].北京:北京科学技术出版社.2003

[39] 黎磊石，刘志红.中国肾脏病学[M].北京:人民军医出版社，2008

[40] 向晶，马志芳，肖光辉.血液透析用血管通路护理操作指南[M].北京:人民军医出版社.2015

[41] 林惠凤.实用血液净化护理[M].上海:科学技术出版社，2004

[42] 室新护士规范化培训方法[J].护理学报，2006.13(8):82-84.

[43] 文艳秋.实用血液净化护理培训教程[M].北京：人民卫生出版社，2010

［44］肖光辉，王玉柱.血液净化通路一体化管理手册[M].北京：北京航空航天大学出版社，2018

［45］王质刚.血液净化学(第三版)[M].北京：北京科学技术出版社，2013

［46］李美秀，李小琴，吴静.动静脉压力监测在预测血液透析病人.全科护理，2017，15(28):34834

［47］李宓.血液净化相关并发症[M].北京：科学出版社，2016

［48］丁小强.临床血透工程技术（第一版）[M].北京：人民卫生出版社，2018

［49］杨爱晴.血液透析专科护理创新与临床护理应急预案及工作流程指导[M].北京：人民卫生出版社，2013